Dr.-Ing. Henning Rosenfeld

Der Darm
schlägt Alarm

Abnehmen und Jo-Jo-Effekt
aus Sicht des Mikrobioms

Vorwort

Sie haben sich für JO²-Phyto entschieden? Oder wollen etwas über das menschliche Mikrobiom erfahren? Die folgenden Seiten sollen Ihnen helfen, Wirkung und Nutzen eines neuartigen Nahrungsergänzungsmittels zu verstehen. Das Mikrobiom spielt dabei eine ganz zentrale Rolle.

Wenn der Darm die Tür zu Gesundheit und Wohlbefinden ist, kann das Mikrobiom als Schlüssel zu dieser Tür verstanden werden. Trillionen von Mikroorganismen – eben das Mikrobiom – besiedeln den menschlichen Darm, und an deren weitreichendem Einfluss auf den Organismus bestehen heute keine Zweifel. Bahnbrechende Entdeckungen und neueste Zusammenhänge werden quasi täglich veröffentlicht. Rund 9300 Ergebnisse brachte die Forschung alleine im Jahr 2020 rund um die mikrobiotische Wunderwelt hervor – eine wahre Publikationsflut! Es gibt praktisch kein Organ, das nicht durch die Mikroben im Darm beeinflusst wird. Im Umkehrschluss bedeutet das: 90 Prozent aller Krankheiten werden mit dem Darm und der Mikrobiomgesundheit in Zusammenhang gebracht, die diversen Krankheitsbilder gehen stets mit Veränderungen der mikrobiellen Gemeinschaft im Darm einher.

Es liegt nahe, dass vor diesem Hintergrund dem Mikrobiom ein hohes therapeutisches Potenzial zugeschrieben wird. Was davon Ursache und was Wirkung ist, wird derzeit intensiv erforscht. Fest steht: Ein gesundes ist immer auch ein vielfältiges Mikrobiom mit vielen unterschiedlichen Arten in ausgewogenen Mengen und Verhältnissen. Übereinstimmung besteht überdies darin, dass eine abwechslungsreiche, pflanzenbasierte Ernährung die Vielfalt des Mikrobioms fördert. So kann es diverse Gesundheitsaufgaben optimal übernehmen.

Viele der sogenannten Pflanzenstoffe haben zum Teil hervorragende präbiotische und metabolische Eigenschaften, dienen also den Darmbakterien als Nahrung und spielen beim Stoffwechsel eine Rolle. Da sie aber nur schwer löslich sind, kommen sie gar nicht erst dort an, wo sie Gutes tun könnten, beziehungsweise nur zum geringen Teil. Der Körper scheidet sie vorher über Leber und Nieren einfach aus. Dabei sind diese Pflanzenstoffe für das Mikrobiom die ideale Nahrungsquelle, ganz besonders in Phasen, in denen ein erhöhter Bedarf besteht, beispielsweise in Zeiten von Genesung und Heilung.

Schaffen sie es aber tatsächlich bis in den Darm, entfalten die Pflanzenstoffe ihre gesundheitsfördernde Wirkung über unterschiedliche Mechanismen: über den positiven Einfluss auf die Zusammensetzung der mikrobiellen Gemeinschaft, die Produktion von bakteriellen Stoffwechselprodukten mit gesundheitsrelevanten Eigenschaften und die Aufnahme der gesunden Pflanzenstoffe.

Neu ist, dass diese mikrobiomaktiven Pflanzenstoffe dem hauptsächlich im Dickdarm verankerten Darmmikrobiom jetzt zielgenau zugänglich gemacht werden können. Kleine Innovation mit großer Wirkung: Der weitreichende Einfluss des Mikrobioms auf die Gesundheit des Menschen wird so nutzbar.

Dieses Buch erklärt das Prinzip hinter der Innovation und erörtert den wissenschaftlichen Stand hinsichtlich der gesundheitlichen Wirkung einiger Pflanzenstoffe. Es soll ein grundlegendes Verständnis der wichtigsten Zusammenhänge zwischen Mikrobiom und Krankheitszuständen entwickeln. Schon allein über die Ernährung, konkret die beschriebene Wechselwirkung zwischen Mikrobiom und Pflanzenstoff, eröffnen sich neue Möglichkeiten, die eigene Gesundheit zu fördern und positiv zu beeinflussen. Der Darm nämlich ist nicht nur der wichtigste Teil des Verdauungstraktes, er ist überdies ein unglaublich faszinierendes Wunderwerk der Natur. Auch das zeigen die vielen spannenden Ergebnisse aus der Mikrobiomforschung, und das soll dieses Buch ebenso seinen Lesern vermitteln.

Eine in diesem Sinne anregende und leicht verdauliche Lektüre wünschen Dr.-Ing. Henning Rosenfeld (Autor) und Gert Deppe (Co-Autor).

1

**Der Arzt behandelt,
die Natur heilt.**

**Lat.: Medicus curat, natura sanat.
Hippokrates (um 460–370 v. Chr.)
– berühmter griechischer Arzt**

Das

Mikrobiom

Zum Verständnis des Buches wichtige Begriffsklärungen:

PROBIOTIKA sind definiert als lebende Bakterien (typischerweise Lactobacillen und Bifidobakterien), die die Darmmikrobiom-Zusammensetzung positiv beeinflussen und so einen Gesundheitseffekt auf ihren Wirt ausüben[1].

PRÄBIOTIKA sind unverdauliche Pflanzenstoffe, die in den Dickdarm gelangen und dort als Nahrung für die nützlichen Darmbakterien dienen und dadurch positive gesundheitsfördernde Wirkungen ausüben[1].

SYNBIOTIKA sind zusammengestellt aus probiotischen Kulturen und präbiotischen Pflanzenstoffen.

POSTBIOTIKA sind Komponenten oder Metabolite der Darmmikroben, die einen positiven Einfluss auf die Humangesundheit haben. Postbiotika können kurzkettige Fettsäuren sein, Enzyme, Peptide, Teichonsäuren, Vitamine oder Plasmalogene.

DYSBIOSE beschreibt ein Ungleichgewicht der Darmflora, in der die schädlichen Darmbakterien die Oberhand gewinnen oder die Bakterienvielfalt abnimmt.

SCFA ist die englische Abkürzung für kurzkettige Fettsäuren (Short Chain Fatty Acids), die vom Stoffwechsel der Mikroben produziert werden und vielfältigen positiven Einfluss auf den Organismus haben.

METABOLITE sind Zwischen- oder Endprodukte in einem, meist biochemischen, Stoffwechselvorgang.

KEIMFREIE MÄUSE sind Mäuse, die ohne Darmmikrobiom gezüchtet wurden.

---

1   Gibson G.R. et al. Expert consensus document: The International Scientific Association for Probiotics and Prebiotics (ISAPP) consensus statement on the definition and scope of prebiotics. Nat Rev Gastroenterol Hepatol. (2017), 14(8):491–502.

Das Mikrobiom
Eine faszinierende Unterwelt

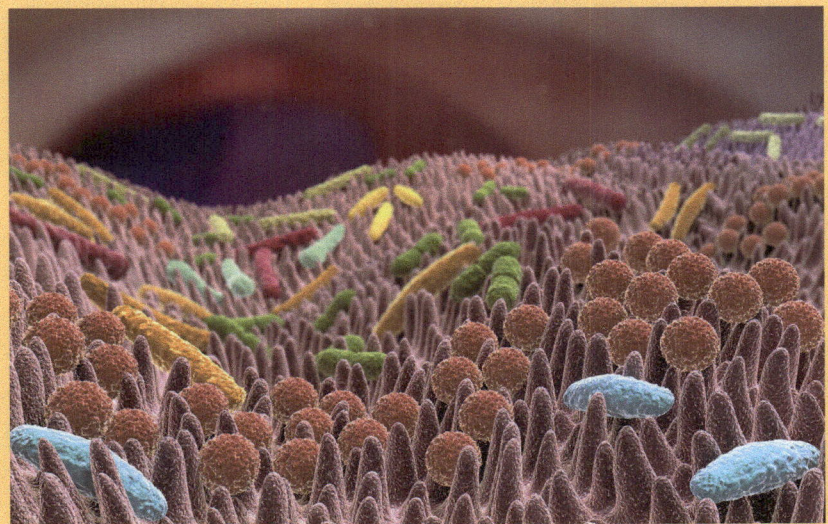

Abbildung 1: Schematische Darstellung eines mit Bakterien besiedelten Darmabschnitts. In der Realität ist die Bakteriendichte um ein Vielfaches höher.

Im Darm ist ordentlich was los. Verglichen mit dem Darm ist New York ein kleines verschlafenes Dorf. Im Darm nämlich leben allein auf einem Quadratzentimeter mehr Lebewesen als Menschen auf der ganzen Welt. Er ist damit der am dichtesten besiedelte Lebensraum überhaupt. Trillionen Bakterien, Pilze und Viren tummeln sich darin. Zusammen werden sie als Mikrobiom bezeichnet und bringen bei einem erwachsenen Menschen immerhin ein bis zwei Kilogramm auf die Waage. Allein Bakterienzellen trägt der Mensch mehr mit sich herum als eigene Körperzellen. Da kann man sich gut vorstellen, dass das Mikrobiom für die Gesundheit eine ziemlich große Rolle spielt. Wie groß, ist noch gar nicht bekannt beziehungsweise wird gerade erst in größerem Umfang erforscht. In den zurückliegenden Jahren ist um das Mikrobiom ein regelrechter Hype entstanden, und die Forschung schreitet schnell voran. Wer im März 2021 in der meist frequentieren Datenbank für wissenschaftliche Literatur, PubMed, den Suchbegriff »gut microbiome« eingegeben hat, bekam über 37.000 Treffer angezeigt. Dabei gingen die Veröffentlichungen zu diesem Thema erst 2015 richtig los. Die wissenschaftliche Tätigkeit ist in Abbildung 2 verdeutlicht. Sie erreichte ihr momentanes Maximum in 2020 mit über 9300 Veröffentlichungen für das Jahr. Daran lässt sich leicht abschätzen, wie groß das Interesse an der Erforschung des Mikrobioms ist beziehungsweise wie nahe dessen unmittelbarer Einfluss auf unsere Gesundheit liegt.

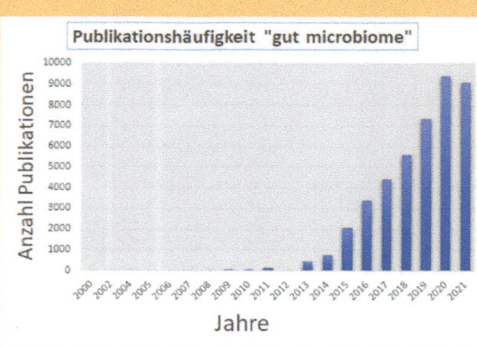

Abbildung 2: Steigende Publikationstätigkeit erfasst von der wissenschaftlichen Meta-Datenbank PubMed für den Zeitraum von 2000 bis 2021 auf dem Gebiet des Darm Mikrobioms. Ein Balken beschreibt die Publikationshäufigkeit für 1 Jahr.

Aber was genau machen die Bakterien eigentlich im Darm?

Eine ihrer Aufgaben ist es, den Nahrungsbrei, also all das, was über Mund, Speiseröhre, Magen und Dünndarm letztlich in den Dickdarm gelangt und für das der Mensch selbst keine Verdauungsenzyme besitzt (genannt Ballaststoffe), weiter zu zerlegen. Auch können Bakterien Krankheitserreger zurückdrängen. Und weil diese Untermieter so zahlreich sind und ausgesprochen aktiv, schaffen sie noch mehr: Sie stellen bestimmte Vitamine und Hormone her, fördern die Entwicklung und Reifung des Darmimmunsystems, unterstützen die Darmschleimhaut in ihrer Funktion. Schließlich halten sie uns gesund, indem sie andere Organe wie bespielsweise Leber und Gehirn sowie das sogenannte endokrine System – die Steuerzentrale etwa für Wachstum und Fortpflanzung – positiv beeinflussen.

Bakterien und Menschen sind also ein gutes Team – normalerweise. Wenn dieses System, auch als Symbiose bezeichnet, nicht mehr richtig funktioniert, kann das schwerwiegende Folgen für unsere Gesundheit haben. Die Dysbiose ist das genaue Gegenteil der Symbiose und kann jede Menge Leiden verursachen. Mittlerweils werden 90 Prozent aller Krankheiten mit dem Mikrobiom beziehungsweise der Darmgesundheit in Verbindung gebracht. Das wurde lange unterschätzt. Heute aber weiß man, dass es praktisch kein Organ in unserem Körper gibt, das nicht durch das Mikrobiom beeinflusst wird. Dass es sogar die menschliche Psyche beeinflussen kann, war bis vor Kurzem unvorstellbar.[2] Inzwischen aber ist sich die Wissenschaft über die Bedeutung des Mikrobioms für den Stoffwechsel einig und spricht sogar schon von einem »neuen Organ« mit dem Potenzial der Leber.

Schon während der Schwangerschaft werden durch das Mikrobiom der Mutter die Weichen gestellt für die spätere mikrobielle Zusammensetzung des kindlichen Darms. Und die wiederum hat Einfluss auf die Entwicklung des Kindes hinsichtlich seiner kognitiven Fähigkeiten, seines Stoffwechsels und auch Immunsystems. Zudem gibt es einen Zusammenhang mit frühkindlichen Allergien. Zum Zeitpunkt der Geburt ist der Darm des Säuglings noch frei von Bakterien, erst beim Geburtsvorgang selbst gelangen zahlreiche Bakterienarten über die Schleimhäute dorthin. Die Keime finden im Darm ideale Bedingungen vor und können sich kräftig vermehren. Zum ersten Mal kommt das Immunsystem des Neugeborenen in Kontakt mit Bakterien, und das nun beginnende Wechselspiel zwischen ihnen wird ein Leben lang über Gesundheit und Krankheit entscheiden.[3]

Weiter geht der bakterielle Austausch mit dem Stillen. Beim Säugen nimmt das Neugeborene unter anderem in der Muttermilch enthaltene Mehrfachzucker

2   Cenit M.C. et al. Influence of gut microbiota on neuropsychiatric disorders. World J Gastroenterol. (2017), 23(30):5486-5498.

3   A. Sarkar et al. The Association between Early-Life Gut Microbiota and Long-Term Health and Diseases. J Clin Med. 2021 Jan 25;10(3):459.

auf, die den nützlichen Darmbakterien als Nahrung dienen.[4] Antikörper sind ebenfalls in der Muttermilch enthalten. Auch wenn jede Muttermilch anders ist, ist ihr Einfluss auf die Zusammensetzung des sich entwickelnden Mikrobioms stets erheblich: Welche Bakterien werden im Darm toleriert und welche nicht? Alles, was das Kleinkind in den ersten Monaten und Jahren in den Mund bekommt, wird die Bakterienflora bereichern, also auch Mikroorganismen anderer Menschen, im Essen, von Haustieren und ebenso jene, die sich im Schmutz auf dem Fußboden befinden. Sie alle lagern sich im Darm an, und es entsteht eine Vielfalt, die für eine perfekte Zusammenarbeit zwischen Bakterien und Immunsystem unerlässlich ist. Siedeln sich nämlich zu wenige Bakterien an oder funktioniert diese Zusammenarbeit nicht optimal, steigt die Anfälligkeit für Allergien, Herz-Kreislauf-Probleme und Ähnliches.

Rund drei Jahre dauert es, bis die erste Entwicklung des Mikrobioms beim Kleinkind abgeschlossen ist: Nun ist es so vielfältig und stabil wie bei einem Erwachsenen. Bei Kindern allerdings, die per Kaiserschnitt auf die Welt gekommen sind, die nicht mit Muttermilch gestillt wurden oder die auch in einer zu sauberen – im Sinne von keimfreien – Umgebung aufgewachsen sind, verlaufen Entwicklung und Einstellung des Mikrobioms häufiger problematisch. Die Folge: Spätere Krankheiten können so in diesem frühen Entwicklungsstadium quasi vorprogrammiert werden.[5] Die Muster sind dabei allerdings keineswegs immer gleich, sondern variieren von Mensch zu Mensch. Selbst eineiige Zwillinge mit identischem Erbgut beherbergen zum Teil vollkommen unterschiedliche Bakterien in ihrem Darm. Denn das Mikrobiom ist bei jedem Menschen einzigartig – und verändert sich innerhalb dieser Einzigartigkeit allerdings auch permanent.

Einfluss auf solche Veränderungen haben unterschiedliche Faktoren: die Art der Ernährung, Hygiene, Infektionen, körperliche Aktivität und auch der Einsatz von Medikamenten. Viele Arzneimittel können die Mikrobiota im Darm beeinflussen. Hier ist hauptsächlich die vermehrte Anwendung von Antibiotika zu nennen, die gründlich auch die nützlichen bakteriellen Darmbewohner abtöten. Grundsätzlich wirken sich eine häufige Einnahme von Medikamenten sowie die Ernährung mit industriell hergestellten Produkten für Säuglinge

---

4   Hobbs, M. et al. Current Perspective of Sialylated Milk Oligosaccharides in Mammalian Milk: Implications for Brain and Gut Health of Newborns. Foods (2021), 10(2):473

5   Sarkar, A.J et al. The Association between Early-Life Gut Microbiota and Long-Term Health and Diseases. Clin Med (2021),10(3):459.

als auch für Erwachsene negativ auf die Entwicklung des Mikrobioms aus. Etwa ein Viertel der Arzneimittel hat Auswirkungen auf die Darmbewohner. Dazu gehören unter anderem Medikamente gegen Sodbrennen, sogenannte Antipsychotika (beispielsweise bei Angst- oder Schlafstörungen und auch Unruhe), Antidepressiva (zur Behandlung von Angstzuständen und in der Schmerztherapie), zahlreiche entzündungshemmende Substanzen und auch Hormone wie Progesteron und Estrogene. Umgekehrt wirkt sich aber auch das Mikrobiom auf die Wirksamkeit einiger Medikamente aus: Gelangen sie in den Dickdarm, können sie dort durch den mikrobiellen Stoffwechsel zu vollkommen anderen pharmakologischen Substanzen mit entsprechend veränderter Wirkung umgewandelt werden. Das erklärt in vielen Fällen die Unterschiede in der Wirkung, aber ebenso der Nebenwirkungen. Die genaue Analyse von Wechselwirkungen zwischen Medikamenten und Mikrobiom gehört im pharmakologischen Alltag bis hin zur Zulassung neuer Produkte noch immer nicht zum (verpflichtenden) Standard.

Was aber ist ein gesundes Mikrobiom und wie kann es positiv beeinflusst werden? Mit diesen Fragen beschäftigt sich die Wissenschaft. Diverse Faktoren haben Einfluss auf die Zusammensetzung der Darmbakterien, darunter **das Alter eines Menschen, seine Krankheiten, Medikamente, Schlaf, Psyche, Stresslevel und Fitness.** Beispielsweise kann man bei Langstreckenläufern nach einem Marathon besonders viele Bakterien im Darm finden, die den Muskel schwächende Milchsäure abbauen.

Bakterienkulturen, die problemlos zur Bekämpfung bestimmter Krankheiten verabreicht werden können, stehen bei der wissenschaftlichen Mikrobiomforschung im Fokus. Da es sich aber um sehr komplexe Kulturen handelt, deren Wirksamkeit zudem auch in klinischen Studien erprobt werden muss, sind schnelle Ergebnisse nicht zu erwarten. Einfache probiotische Kulturen sind als Nahrungsergänzungsmittel bereits erhältlich. Sie zeigen auch gute Ergebnisse. Eine weitere Möglichkeit, das Mikrobiom zu beeinflussen, ist die Übertragung der Darmflora eines gesunden auf einen kranken Menschen. In Deutschland hat diese sogenannte Stuhltransplantation den Status eines individuellen Heilversuchs. Das bedeutet, dass Ärzte sie vornehmen dürfen, obwohl sie von medizinischen Standards abweicht und Wirkung beziehungsweise Nebenwirkung noch nicht ausreichend übersehen werden können. Allerdings führt sie bei Menschen, deren Mikrobiom durch Verabreichung von Antibiotika geschädigt ist und die deshalb unter teilweise lebensgefährlichen Darminfektionen leiden, zur Erholung des Mikrobioms. Gleichzeitig hat die

Übertragung fremder Darmbakterien bei einigen Patienten zu plötzlichem Gewichtsverlust sowie depressiven Verstimmungen geführt. Erklärt wird dies mit der Produktion zahlreicher nicht zum Empfänger passender Botenstoffe durch das Spendermikrobiom. Die US-amerikanische Lebens- und Arzneimittelbehörde FDA warnt zudem vor dem Risiko schwerwiegender bakterieller Infektionen, die bei dieser Therapie durch Übertragung von multiresistenten Erregern entstehen können.

Unstrittig ist bei allem wissenschaftlichem Fortschritt, dass die Ernährung den wohl größten Einfluss auf das Mikrobiom hat.

Die Ernährung ist das A und O

Alles, was der Dünndarm nicht verarbeiten kann, gelangt in den Dickdarm. Dort können die Bakterien die übrig gebliebenen Nahrungsbestandteile aufgrund einer deutlich höheren Anzahl an Verdauungsenzymen im Mikrobiom sehr gut zersetzen. Daher ist auch alles, was für den Menschen unverdaulicher Ballaststoff ist, bestes Futter für die Mikroben. Aus evolutionärer Sicht ist das wohl eine Möglichkeit, mehr und auch neue Nahrung zu erschließen, wenn das Mikrobiom dem Menschen noch Energie aus eigentlich unverdaulichen Substanzen bereitstellt. Japaner haben beispielsweise ein Darmbakterium, das in der Lage ist, Meeresalgen zu verdauen, wie sie für Sushi verwendet werden. Europäer und Amerikaner besitzen dieses Bakterium nicht. In der heutigen Überflussgesellschaft sind wir allerdings mehr als genug mit Kalorien versorgt und müssen eher darauf achten, dass die Bakterien möglichst wenig weitere Kalorien bereitstellen.

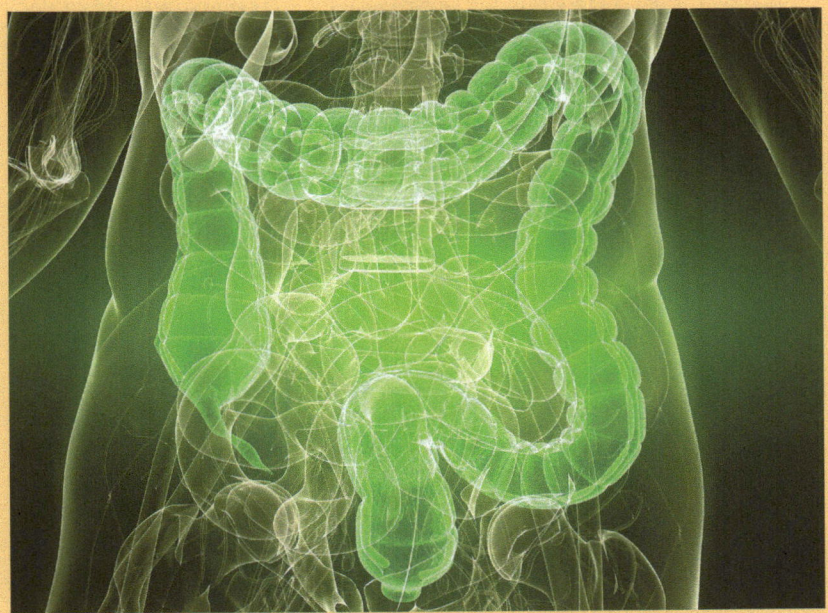

Abbildung 3: Leuchtend grün hervorgehoben ist der Dickdarm, in dem der Hauptteil des Mikrobioms sitzt. Der Dickdarm bildet die letzte Stufe in der Verdauung. Bis zum Dickdarm hat der Nahrungsbrei etwa 5-6 m und mehrere Stunden zurückgelegt. Für die restlichen 1,5 m Dickdarm benötigt der Brei dann allerdings noch 1-2 Tage – ideale Bedingungen für Bakterien!

Das Mikrobiom ist ein sehr flexibles Gebilde, das sich binnen Stunden – praktisch nach jeder Mahlzeit – verändern kann. Bakterien vermehren sich alle 20 Minuten und würden bei idealen Bedingungen exponentielles Wachstum zeigen. Diejenigen also, die beste Futterbedingungen vorfinden, vermehren sich auch am schnellsten.

Solange man vielfältig isst und unterschiedliche Bakterienarten im Wechsel hoch- und heruntergeregelt werden, ist das kein Problem. Doch eine Ernährung mit zu viel Fertiggerichten, Fleisch oder Zucker kann die Bakteriengemeinschaft auf Dauer in eine Schieflage bringen: Die Vielfalt nimmt ab und schädliche Bakterien gewinnen die Oberhand. Diese können Giftstoffe produzieren oder Entzündungen auslösen. Eine Schieflage braucht je nach Intensität der Einwirkung Monate bis Jahre, um sich permanent einzustellen. Genauso lange benötigt aber auch eine Regeneration. Nach einer Diät dauert es beispielsweise bis zu 15 Wochen, bis sich das dysbiotische, übergewichtige Mikrobiom normalisiert hat. Nach manchen Behandlungen mit Antibiotika dauert es ebenfalls Monate, bis sich der Darm wieder regeneriert hat. Zudem kann es zu einem Reizdarmsyndrom kommen, und in manchen Fällen arbeitet der Darm sogar dauerhaft nicht mehr so wie zuvor. In diesen Fällen sind einige Bakterienarten einfach verschwunden.

Vielfalt ist also die Zauberformel. Das Mikrobiom funktioniert am besten, wenn es eine hohe Diversität der Bakterienarten aufweist, um die große Bandbreite an Aufgaben zu bewältigen. Je größer die Bakterienvielfalt ist, desto weniger Chancen haben Krankheitserreger. Die Realität aber sieht anders aus: Die so wichtige Vielfalt geht eher zurück, obwohl das Nahrungsangebot gerade in der westlichen Welt so groß und permanent verfügbar ist wie noch nie. Mehr als 150.000 Produkte der Nahrungsmittelindustrie überschwemmen den Markt. Das führt dazu, dass der Mensch bis zu 200 Essensentscheidungen täglich treffen muss. Vor allem die hochkalorischen und industriell verarbeiteten Lebensmittel, die arm an Ballast- und Bitterstoffen sind, wirken sich nachteilig auf das Mikrobiom aus.

Um das Artensterben bei Bakterien aufzuhalten, fordern Wissenschaftler bereits, umfassende Biobanken mit Darmkeimen anzulegen. Auch werden Forderungen laut, den Einsatz von Antibiotika strenger zu kontrollieren, die Kaiserschnittrate zu senken und das Stillen zu fördern. Das A und O aber bleibt die Ernährung: Deutlichste Verbesserungen erzielt man mit einer vielseitigen, pflanzenbasierten Ernährung. Dabei schadet es nicht, wenn sich jeder einmal mit seinen Essgewohnheiten beschäftigt und sie überdenkt.

Der Wirkungsradius von Darmbakterien bleibt nämlich keineswegs auf das Organ selbst beschränkt. Das Mikrobiom ist an der Steuerung komplexer Vorgänge im Körper durchaus beteiligt. Das Wohlergehen dieser winzigen Lebewesen ist untrennbar mit dem des Menschen verbunden. Durch die weitreichenden Einflüsse eines dysbiotischen, also im Ungleichgewicht befindlichen, Mikrobioms können Krankheiten wie beispielsweise chronische Darmentzündung, Diabetes Typ 2, Fettleibigkeit, rheumatoide Arthritis, Asthma, Darmkrebs oder Allergien entstehen. Mikroben produzieren diverse Vitamine und sogenannte Neurotransmitter – Überträger von Reizen von einer Nervenzelle zu einer anderen –, die direkten Einfluss auf die Gesundheit nehmen. Und auch indirekt: durch Stoffwechselprodukte, die den Darm verlassen und übergreifend Einfluss auf Immunsystem, Nerven, Energiehaushalt sowie innere Organe nehmen.

Zu den Hauptstoffwechselprodukten der Bakterien zählen die kurzkettigen Fettsäuren SCFA (Abkürzung aus dem Englischen für **S**hort **C**hain **F**atty **A**cids).6 Rund ein Drittel des Bedarfs wird über das Mikrobiom gedeckt. Kurzkettige Fettsäuren versorgen die Zellen der Darmschleimhaut mit Energie und werden von fast allen Geweben aufgenommen, einschließlich des Gehirns. Sie sind an der Regulation des Appetits und am Energiestoffwechsel beteiligt. Diverse Tierstudien und eine kleine Anzahl von Humanstudien belegen, dass eine erhöhte mikrobielle Produktion dieser Fettsäuren bei der Vermeidung und Behandlung von Stoffwechselkrankheiten wie beispielsweise Diabetes Typ 2 und Fettleibigkeit helfen kann.7 Nimmt die Artenvielfalt im Mikrobiom, also auch die Menge der Produzenten dieser kurzkettigen Fettsäuren ab, entsteht in der Folge eine entzündliche Kaskade, die sich nicht nur im Darm, sondern auch an anderen Stellen im Körper auswirkt. Mögliche Folgen: Hautkrankheiten, kardiologische, Autoimmun- oder psychische Erkrankungen.8 Eine ausgewogene Ernährung kann also dazu beitragen, dass sich viele unterschiedliche Bakterien im Darm wohlfühlen, deren mikrobieller Stoffwechsel weitreichende positive Effekte auf den gesamten Organismus ausübt.

6   Rios-Covian D. et al. Intestinal short chain fatty acids and their link with diet and human health. Front. Microbiol. (2016), 7: 185. doi: 10.3389/fmicb.2016.00185

7   Niedrige SCFA-Konzentrationen lassen sich beispielsweise mit einer Störung des Glucosestoffwechsels bei Diabetes in Zusammenhang bringen (Diabetologie und Stoffwechsel, 2019, DOI: 10.1055/s-0039-1688228).

8   Van der Beek C.M. et al. Role of short-chain fatty acids in colonic inflammation, carcinogenesis, and mucosal protection and healing. Nutr. Rev. (2017), 75:286–305. doi: 10.1093/nutrit/nuw067.

2

Analyse und

Zusammen-
setzung

Analyse und Zusammensetzung
Der individuelle Fingerprint des Darms

Eine Analyse des Mikrobioms kann mittels einer Stuhlprobe beim Arzt oder Heilpraktiker erstellt werden, der sie in ein medizinisches Labor schickt. Es gibt zudem zertifizierte Anbieter im Internet, die Analysen auch für Privatpersonen vornehmen. Alle Bakterien im Stuhl können mittels Next-Generation Gensequenz Analyse (NGS) untersucht werden, bei der deren 16S-Gen bestimmt wird. So ist es möglich, diese Organismen im Darm zu klassifizieren, mithilfe von Datenbanken können dann Rückschlüsse auf die Gesundheit gezogen werden. Die Informationen aus solchen Analysen sind vielfältig und nützlich. Sie können beispielsweise Hinweise auf eine eventuelle Gesundheitsgefährdung geben. Auch Aussagen über die mikrobielle Zusammensetzung in Hinsicht auf deren Vielfalt und Ausgeglichenheit sind damit möglich. Über die Art der Nahrungsverwertung, an der einzelne Arten beteiligt sind, liefert die Analyse ebenfalls Informationen. Kennzahlen zu Artenreichtum, Diversität und Artengleichheit verschaffen einen guten Überblick, welche Ernährungsänderungen vollzogen werden sollten.

Solche Tests sind allerdings nicht unumstritten. Kritisiert wird zum einen, dass es sich dabei lediglich um eine Momentaufnahme handelt und sich die Zusammensetzung der Bakterien im Dickdarm deutlich von jener im Stuhl unterscheidet. Weiterhin werden in der Regel nur wenige Arten untersucht, was der Komplexität der Gemeinschaft, der ebenfalls Pilze, Viren sowie andere Mikroorganismen angehören, nicht gerecht wird. Es wird daher empfohlen, die Analyse nach einiger Zeit zu wiederholen, um ein Gefühl für die Interpretation der Testergebnisse zu bekommen. Zudem können die ermittelten Werte mit den Durchschnittswerten der Bevölkerung verglichen und festgestellt werden, ob es kritische Abweichungen oder überdurchschnittlich gute Mikrobiomeigenschaften gibt. Nach wiederholten Tests ist meist auch ein klares Gefühl für Veränderungen im System möglich.

Das menschliche Mikrobiom setzt sich aus fünf Bakterienstämmen zusammen. **Bacteroidetes** und **Firmicutes** machen den Hauptteil aus, zu geringeren Anteilen kommen **Actinobacteria**, **Proteobacteria** und **Verrucomicrobia** vor. Diese komplizierten Namen beschreiben die Einteilung der Bakterienstämme, auch Taxonomie genannt. Die prozentuale Verteilung ist in Abbildung 4 gegeben. Sie orientiert sich an den ungefähren anteiligen Durchschnittswerten der Bevölkerung.

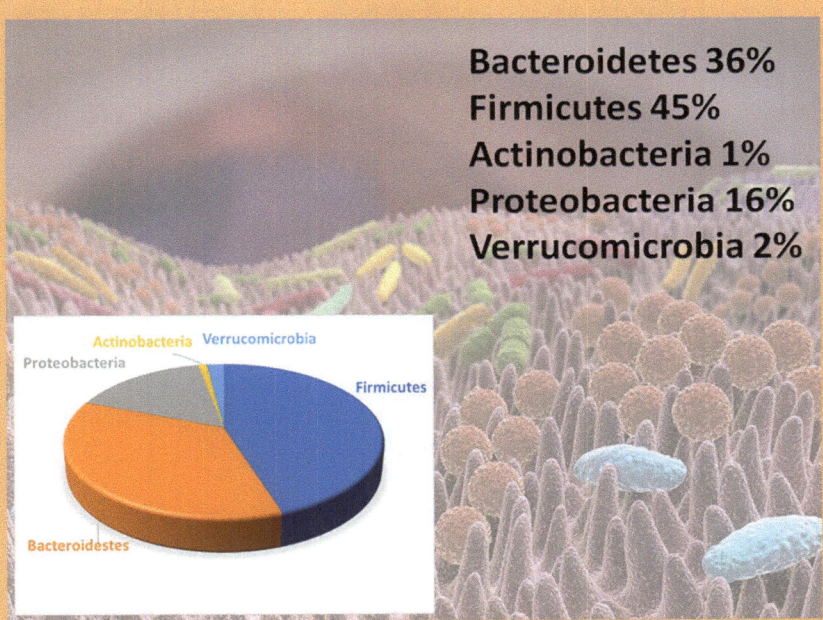

Abbildung 4: Die Hauptstämme der Bakterien und deren durchschnittliche Häufigkeit im humanen Mikrobiom.

Bacteroidetes und **Firmicutes** zusammen stellen mit über 80 Prozent den Großteil der Bakterien im menschlichen Mikrobiom. In den fünf Stämmen gibt es mehr als 1000 unterschiedliche Arten, die den Körper besiedeln können und einen riesigen Genpool bereitstellen. Das wiederum bedeutet, dass die zahlreichen Bakterien vielfältige Aufgaben übernehmen können. Ein einzelner Mensch allerdings beherbergt weitaus weniger Arten. In der westlichen industrialisierten Welt sind es durchschnittlich etwa 160 bis 350, die den Darm im Normalfall besiedeln. Die Zusammensetzung der Mikroben ist dabei höchst individuell und hängt unter anderem vom jeweiligen sogenannten Genotyp, dem Alter und wie bereits beschrieben der Ernährung ab. Deshalb kann es auch keine allgemeingültigen Ernährungsratschläge geben.

Trotz aller Individualität lässt sich das Mikrobiom in Basismikrobiome, auch Enterotypen genannt, untergliedern. Der Enterotyp entwickelt sich während der ersten Lebensjahre. Er ist unabhängig von Geschlecht, fortschreitendem Alter oder geographischer Herkunft. Der Enterotyp hängt vor allem mit der individuellen Genetik und den jeweiligen Essgewohnheiten zusammen. In jedem Enterotyp dominiert eine andere Bakteriengattung. Er hat Auswirkungen auf die Energiegewinnung aus der Nahrung sowie auf die Produktion von Vitaminen.

Folgende drei Enterotypen werden unterschieden:

Enterotyp 1: Vor allem bei Menschen, die oft Fleisch essen. Dominante Gattung: Bacteriodes (Bacteroidetes-Stamm).

Enterotyp 2: Vor allem bei Menschen, die sich vegan oder vegetarisch ernähren. Dominante Gattung: Prevotella (Bacteroidetes-Stamm).

Enterotyp 3: Vor allem bei Menschen, die sich gerne mischköstlich ernähren. Dominante Gattung: Ruminococcus (Firmicutes-Stamm).

Der Enterotyp 3, der Gemischtköstler, ist der häufigste Vertreter in der westlichen Welt. Es dominiert Ruminococcus, der schnell und effektiv Nahrung in Energie umwandelt.

Anhand von drei Kriterien wird der Status quo des Mikrobioms beschrieben, und es können schließlich auch Rückschlüsse darüber gezogen werden, inwieweit es zur Gesundheit des Menschen beitragen kann. Über allem steht: Die Mischung macht's. »Schlechte« Bakterien gehören ebenso zu einem ausgewogenen Mikrobiom wie »gute«.

Der Artenreichtum beschreibt die Anzahl aller unterschiedlichen Arten von Bakterien im Darm. Eine hohe Artenvielfalt im Darm bedeutet, dass das Mikrobiom sehr gut darin unterstützt, das Risiko für Krankheiten zu senken. In einem solchen Mikrobiom kann die hohe Anzahl an unterschiedlichen Bakterienarten dazu beitragen, dass auch viele unterschiedliche Funktionen beziehungsweise Aufgaben von Bakterien ausgeführt werden. So kann der Körper die aufgenommene Nahrung und die darin enthaltenen Nährstoffe optimal verwerten sowie mit Stress und Fehlernährung leichter umgehen.

Die Diversität stellt die Verschiedenheit des Mikrobioms dar. Sie zeigt weiterführend zum Artenreichtum auf, ob die unterschiedlichen Bakterienarten gleichmäßig im Darm vorkommen oder ob es dominierende Arten gibt. Der Shannon-Index ist die am häufigsten verwendete numerische Kennzahl, um diese biologische Vielfalt darzustellen. Je mehr unterschiedliche Bakterienarten im Darm gleichmäßig vorkommen, desto höher ist die Diversität und desto widerstandsfähiger ist das Mikrobiom. Der Körper kann dann leichter mit Stress und Fehlernährung umgehen. Gegenteilig dazu konnte in vielen Studien nachgewiesen werden, dass eine geringe Diversität mit Erkrankungen in Zusammenhang steht.

Die Äquität schließlich, auch Artengleichheit genannt, ist ein weiteres Maß, um die Biodiversität der Darmbakterien zu charakterisieren. Sie drückt aus, wie häufig eine Bakterienart im Vergleich zu anderen Bakterien im Darm vorkommt. Je höher die Äquität, desto ausgewogener sind die unterschiedlichen Bakterien zwischen den Arten verteilt. Wenn beispielsweise in einem Mikrobiom nur zwei Arten vorkommen, Lactobacillus und Bifidobakterium, dann wäre bei 5 Prozent Lactobacillus und 95 Prozent Bifidobakterium eine geringe Äquität gegeben. Wenn aber 50 Prozent Lactobacillus und 50 Prozent Bifidobakterium vorhanden sind, wäre die Artengleichheit maximal.

Eine wichtige Rolle bei der Kalorienaufnahme spielen die häufigsten Vertreter der Dickdarmbakterien Firmicutes und Bacteroidetes, deren Verhältnis für die Kalorienverwertung herangezogen wird. Dominiert der Firmicutes-Stamm (hohes Verhältnis), wird das mit Übergewicht in Verbindung gebracht, ein Mangel (niedriges Verhältnis) hingegen mit schlechter Kalorienverwertung und Untergewicht. Firmicutes können nicht verdauliche Ballaststoffe spalten und speichern diese für »schlechte Zeiten«. Dadurch steht dem Körper mehr Energie zur Verfügung. Bei einer Gewichtsabnahme durch kalorienreduzierte Kost verringert sich dieses Verhältnis normalerweise.

Für eine gesunde, vielfältig-ausgewogene Flora braucht der Darm zahlreiche Pflanzenstoffe. Eine abwechslungsreiche pflanzenbasierte Kost mit vielen Ballaststoffen erhält die Vielfalt und das auch Homöostase genannte Gleichgewicht im Mikrobiom. Ballaststoffe sind weitgehend unverdauliche

Nahrungsbestandteile, die vorwiegend in pflanzlichen Lebensmitteln, vor allem in Vollkorngetreide, Hülsenfrüchten, Obst, Gemüse und Nüssen, vorkommen. Bei diesen langkettigen Kohlenhydraten handelt es sich überwiegend um große Moleküle, für die der Mensch keine Verdauungsenzyme besitzt und die deshalb sozusagen in den Dickdarm durchgeschleust werden. Dort dienen diese präbiotischen Stoffe den guten Mikroben als Nahrungsquelle. Die Deutsche Gesellschaft für Ernährung (DGE) empfiehlt eine tägliche Aufnahme von 30 Gramm Ballaststoffen. Das ist bei der zunehmend einseitigen Ernährungsweise gerade in der westlichen Welt häufig nicht gegeben. Zudem kommen Ballaststoffe in manchen Diäten oder auch bei anderen aktuellen Ernährungstrends zu kurz. Doch nur mit ihnen ist das Mikrobiom in der Lage, bestimmte Stoffe – beispielsweise die bereits beschriebenen wichtigen kurzkettigen Fettsäuren SCFA – zu bilden.

Es gibt aber noch viel mehr Pflanzenstoffe, die sich hervorragend auf das Mikrobiom auswirken. Dabei handelt es sich um kleine Moleküle, die aus unterschiedlichen Gründen gar nicht erst oder nur zu einem geringen Teil beim Mikrobiom im Dickdarm ankommen. Dazu zählen beispielsweise **Flavonoide**, die eine hohe Strukturvielfalt haben, in jeder Pflanze vorkommen und vielfältige gesundheitsfördernde Eigenschaften besitzen.

Für die Wissenschaft ist es immer wieder spannend, neuartige einzelne Mikroben zu finden, die mit der sogenannten metabolischen Gesundheit beziehungsweise mit Stoffwechselerkrankungen in Verbindung stehen, also eine Schlüsselfunktion im menschlichen Organismus haben. Wenn solche Mikroben auch mit bestimmten Nahrungsmitteln im Wachstum angeregt werden können, müsste sich nach dem Baukastenprinzip ein Ernährungsplan entwickeln lassen, um die Bakteriengemeinschaft so zu modifizieren, dass der Nutzen für die Gesundheit optimiert wird. Doch ganz so einfach ist es leider nicht. Mahlzeiten – insbesondere pflanzlicher Natur – sind immer komplexe Mischungen aus vielen präbiotischen Stoffen. Das kann dazu führen, dass sich ihre präbiotischen Effekte gegenseitig neutralisieren, beispielsweise einzelne Bakterienarten in ihrer Wirkung gehemmt und gleichzeitig zu schnellem Wachstum angeregt werden. Auch aus diesem Grund kann die gezielte Einnahme von Nahrungsergänzungsmitteln sehr nützlich und sinnvoll sein. Am Beispiel der Flavonoide kann dies im Folgenden sehr gut verdeutlicht werden. Wenn diese in höheren Konzentrationen enthalten sind und ihr positiver Effekt nicht durch gegenteilige Effekte ausgelöscht wird, entpuppen sich diese Pflanzenstoffe als echtes Multitalent.

3

Essbare Pflanzenstoffe

oder Therapeu-tikum?

Essbare Pflanzenstoffe oder Therapeutikum?
Flavanone: Die Multitalente für die Gesundheit

Flavonoide oder auch Polyphenole sind als sogenannte sekundäre Pflanzenstoffe in allen essbaren Pflanzen enthalten und damit wesentlicher Bestandteil der menschlichen Nahrung. Dabei handelt es sich um bioaktive Moleküle, die keinen Nährwert haben, dafür aber eine hohe antioxidative und antientzündliche Wirkung. Obst, Gemüse, Nüsse, Hülsenfrüchte und einige Teesorten weisen eine hohe Konzentration an Flavonoiden auf. Die Flavanone wiederum sind eine Untergruppe der Flavonoide und stellen sehr wirkungsvolle und gesundheitsfördernde Verbindungen dar. Sie werden aufgrund von Eigenschaften in ihrer chemischen Struktur unterschieden und klassifiziert. In Europa werden täglich durchschnittlich circa 335 Milligramm Flavonoide verzehrt, wovon 5 Prozent auf die Flavanone entfallen. Der Gebrauch solcher polyphenolen Verbindungen zu Therapiezwecken rückt zunehmend in den Fokus der Wissenschaft. Gerade vor dem Hintergrund der »back-to-nature«-Bewegung stellen sie eine wertvolle Ressource für alternative Heilungsmethoden dar. Man könnte quasi auch einen Reim darauf machen: Es geht nicht ohne Flavanone.

Naringenin und Apigenin sind die Hauptvertreter der Stoffgruppe der Flavanone. Sie haben bei einem geringfügigen Unterschied die gleiche chemische

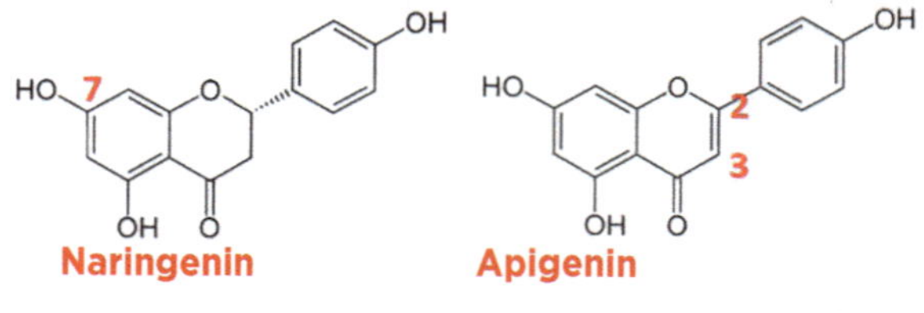

Naringenin   **Apigenin**

Abbildung 5: Strukturformeln der Flavanone Naringenin und Apigenin. Sie unterscheiden sich nur in einer Doppelbindung zwischen den Kohlenstoffatomen 2 und 3. Naringin unterscheidet sich von Naringenin nur am 7. Kohlenstoffatom, wo dann ein Zuckerrest hängt.

Grundstruktur und besitzen die charakteristische Ringstruktur der Flavonoide. Naringin ist identisch mit Naringenin, nur dass sich zusätzlich noch zwei Zuckermoleküle an dem Stoff befinden. Seine Wirkung im Zusammenhang mit den hier beschriebenen Sachverhalten ist sehr ähnlich.

Naringenin ist Bestandteil diverser Heilpflanzen. Chrysanthemum morifolium zum Beispiel wird aufgrund ihres Naringenin- und Apigeningehalts für die Behandlung von Depressionen eingesetzt.[9] Exocarpium Citri grandis findet gegen Husten und zur Schleimlösung[10], das Naringin in der Rhizoma drynariae gegen Osteoporose Anwendung.[11]

In Europa sind die Quellen für Naringenin und Naringin hauptsächlich Zitrusfrüche, insbesondere Grapefruit, Bergamotte und Orange. Das Naringenin ist als Bitterstoff für den bitteren Geschmack der Grapefruit verantwortlich. Typische Konzentrationen von Naringin in Grapefruitsaft liegen bei etwa 400 Milligramm pro Liter. Es kommt auch in Tomaten und bei geringerer

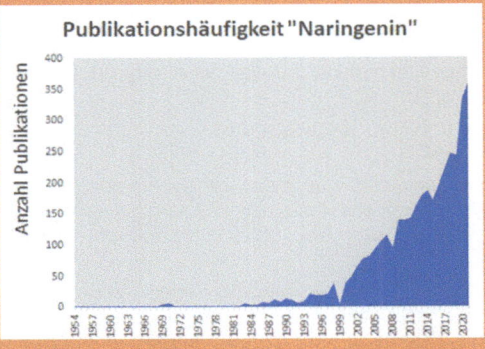

Abbildung 6: Das Suchwort Naringenin ergibt 3226 Publikationen (Stand 01.12.2021) in der wissenschaftlichen Metadatenbank PubMed. Das Publikationsmaximum ist im Jahr 2021 (335 Publikationen) erreicht worden und bestätigt das permanent steigende und aktuelle Interesse an diesem Molekül. Fast täglich erschien eine neue Publikation zum Thema Gesundheitseffekte des Naringenin.

9   Liu T. et al. A metabolomic study on the anti-depressive effects of two active components from Chrysanthemum morifolium. Artif Cells Nanomed Biotechnol. (2020);48(1):718–727.

10   Zeng X. et al. UFLC-Q-TOF-MS/MS-Based Screening and Identification of Flavonoids and Derived Metabolites in Human Urine after Oral Administration of Exocarpium Citri Grandis Extract. Molecules. (2018) 12;23(4):895.

11   Guo, D. et al. Double directional adjusting estrogenic effect of naringin from Rhizoma drynariae (Gusuibu). J Ethnopharmacol. (2011),138(2):451–7.

Konzentrationen in weiteren Früchten vor. Apigenin ist beispielsweise in der Kamille enthalten. Insgesamt sind durch den hohen Forschungsaufwand die Pflanzenstoffe Naringin und Naringenin sehr gut charakterisiert.

Die Flavanone haben herzschützende[12], leberschützende[13], fettsenkende[14], antioxidative[15], krebshemmende[16], antivirale[17], antibakterielle[18], entzündungshemmende[19], lungenschützende[20] und antidiabetische[21] Wirkung. Bei dieser Bandbreite drängt sich die Frage auf, ob es sich tatsächlich noch um reine Nahrungsmittel oder doch schon um pharmakologische Wirkstoffe handelt. Sie werden insbesondere wegen ihrer Mikrobiomeffekte auch schon als Phytopharmaka, also Arzneimittel ausschließlich pflanzlicher Herkunft,

12   Testai, L. et al. Nutraceutical value of citrus flavanones and their implications in cardiovascular disease. Nutrients (2017), 9: 502.

13   Shirani,Bahare, K. Protective effects of naringin against drugs and chemical toxins induced hepatotoxicity: A review. Phytotherapy Research (2020), DOI: 10.1002/ptr.6641

14   Jung, U. J. et al. Naringin supplementation lowers plasma lipids and enhances erythrocyte antioxidant enzyme activities in hypercholesterolemic subjects. Clin. Nutr. (2003), 22: 561–568.

15   Zaidun, N.H. et al. Combating oxidative stress disorders with citrus flavonoid: Naringenin. Life Sci. (2018), 208: 111–122.

16   Memariani Z. et al. Naringin and naringeninin as anticancer agents and adjuvants in cancer combination therapy; efficacy and molecular mechanisms of action, a comprehensive narrative review. Pharmacol Res. (2020), 105264. doi: 10.1016/j.phrs.2020.105264

17   Memariani Z. et al. Naringin and naringeninin as anticancer agents and adjuvants in cancer combination therapy; efficacy and molecular mechanisms of action, a comprehensive narrative review. Pharmacol Res. (2020), 105264. doi: 10.1016/j.phrs.2020.105264

18   Trung, H. T. et al. Growth-Inhibiting, Bactericidal, Antibiofilm, and Urease Inhibitory Activities of Hibiscus rosa sinensis L. Flower Constituents toward Antibiotic Sensitive- and Resistant-Strains of Helicobacter pylori. ACS Omega (2020), 7; 5(32): 20080–20089.

19   Fan, R. et al. Anti-inflammatory and anti-arthritic properties of naringenin via attenuation of NF-kappab and activation of the heme oxygenase HO-1/related factor 2 pathway. Pharmacol. Rep. (2017), 69: 1021–1029.

20   Pan Chen et al. Beneficial Effects of Naringenin in Cigarette Smoke-Induced Damage to the Lung Based on Bioinformatic Prediction and In Vitro Analysis. Molecules. (2020), 25(20):4704.

21   Ren, B. et al. Apigenin and naringenin regulate glucose and lipid metabolism, and ameliorate vascular dysfunction in type 2 diabetic rats. Eur. J. Pharmacol. (2016), 773: 13–23.

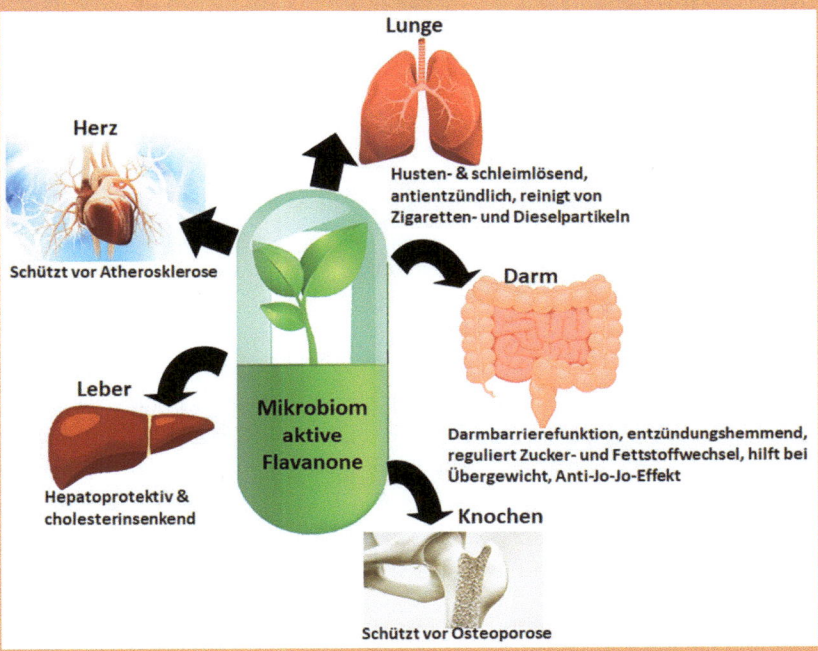

Abbildung 7: Die Flavanone zeigen in wissenschaftlichen In-vitro- und In-vivo-Untersuchungen diverse gesundheitsfördernde Eigenschaften. Einen Großteil ihrer Wirkungen entfalten die Pflanzenstoffe über das Mikrobiom und ihre antioxidativen beziehungsweise entzündungshemmenden Eigenschaften. Das kommt insbesondere dem Darm zugute. Aber sie beeinflussen auch ganz spezielle zelluläre Signalpfade oder Moleküle, die dann positive Effekte auf Herz, Lunge, Leber oder Knochendichte haben.

bezeichnet.[22] Andere Publikationen berichten ebenfalls vom »therapeutischen Potenzial« dieses Pflanzenstoffs.[23] Und neueste Publikationen aus dem Jahr 2020 schließlich schreiben den Pflanzenstoffen sogar ein »multi-therapeutisches Potenzial« zu, weil sie über gleich mehrere Mechanismen,

---

22 Priyankar Dey et al. Gut microbiota in phytopharmacology: A comprehensive overview of concepts, reciprocal interactions, biotransformations and mode of actions. Pharmacol Res. (2019), 147:104367.

23 Chen, R. et al. Therapeutic potential of naringin: an overview. (2016), 54(12): 3203–3210.

Wechselwirkungen und Signalpfade Einfluss nehmen.[24],[25] Da ist es nicht verwunderlich, dass auch schon klinische Studien mit Naringenin[26] oder naringeninhaltigen Nahrungsmitteln signifikant positive Effekte nachwiesen.[27],[28]

Kontrollierte klinische Studien beweisen zwar die Gesundheitseffekte der Flavanone, jedoch stellen die meisten Publikationen ebenso fest, dass die Verteilung der Substanzen im Körper mangelhaft ist. Das liegt vor allem daran, dass die Flavanone aufgrund ihrer extremen Wasserunlöslichkeit in hohem Maße sofort nach dem Verzehr vom Körper wieder ausgeschieden werden und dadurch überhaupt nicht am Wirkort ankommen – und schon gar nicht in den dazu notwendigen Konzentrationen.[29],[30] Das nennt man den **First-Pass-Effekt.**[31] Folgender Mechanismus ist dafür verantwortlich: Alles, was vom Magen-Darm-Trakt aufgenommen wird, gelangt zunächst in die Leber. Aufgrund ihrer zentralen Stellung ist die Leber als Reinigungsorgan so wichtig. Sie übernimmt für wasserunlösliche Stoffe die Entgiftung, indem sie diese in einem ersten Schritt mit wasserlöslichen Gruppen versetzt. So können sie anschließend über den Urin ausgeschieden werden. Mit dem Reinigungsmechanismus verarbeitet der Körper fremde sowie körpereigene wasserunlösliche Stoffe wie beispielsweise Steroidhormone und Bilirubin. Sie werden inaktiviert, ihre Wasserlöslichkeit wird erhöht und in der Folge die Ausscheidung

24   Arafah, A. et al. Multi-Therapeutic Potential of Naringenin (4',5,7-Trihydroxyflavonone): Experimental Evidence and Mechanisms. Plants (2020), 9(12):1784. doi: 10.3390/plants9121784

25   María Angélica, R. et al. New Perspectives in the Pharmacological Potential of Naringin in Medicine. Current Medicinal Chemistry (2020), DOI: 10.2174/0929867327666200604171351

26   Salehi B. et al. The Therapeutic Potential of Naringenin: A Review of Clinical Trials. J. Pharmaceuticals (2019), 12(1):11.

27   Silveira, J.Q. et al. Red-fleshed sweet orange juice improves the risk factors for metabolic syndrome. Int J Food Sci Nutr. 2015;66(7):830-6.

28   Delgado Lima, A.C. et al. Effect of Daily Consumption of Orange Juice on the Levels of Blood Glucose, Lipids, and Gut Microbiota Metabolites: Controlled Clinical Trials. J Med Food (2019), 22(2):202-210. doi: 10.1089/jmf.2018.0080

29   Kanaze F. I. et al. Pharmacokinetics of the citrus flavanone aglycones hesperetin and naringenin after single oral administration in human subjects. European Journal of Clinical Nutrition (2007), 61: 472–477.

30   Hu, M. et al. Bioavailability of Polyphenols and Flavonoids in the Era of Precision Medicine. Mol Pharm. (2017),14(9): 2861-2863.

31   Erlund, I. et al. Plasma kinetics and urinary excretion of the flavanones naringenin and hesperetin in humans after ingestion of orange juice and grapefruit juice. J. Nutr. (2001), 131: 235–241.

verbessert und beschleunigt. Ein ausgeprägter First-Pass-Effekt führt also dazu, dass ein entsprechender Stoff noch vor Erreichen seines Wirkorts zum Großteil abgebaut wird. Ist bei Pflanzenstoffen der First-Pass-Effekt derart ausgeprägt, sinkt ihre Bioverfügbarkeit und damit meist auch ihre erwünschte Wirkung. Bei hoch dosierten Arzneimitteln soll der Reinigungseffekt ganz gezielt komplett überladen werden, damit die Ausscheidung nicht mehr hinterherkommt und das überschüssige Medikament dann in das Blut aufgenommen wird. Wird diese Überschussproduktion aber beispielsweise durch gleichzeitige Gabe von Grapefruit-Naringenin gestört, kann in der Folge eine noch höhere Dosis des Pharmakons ins Blut gelangen – und teilweise ernste Nebenwirkungen hervorrufen. Daher resultieren Unverträglichkeiten einiger Arzneimittel mit der Grapefruit.

4

Mikrobio-
maktive
Flavanone

sind die Lösung

Mikrobiomaktive Flavanone sind die Lösung
Die Macht des Mikrobioms: Große Wirkung durch den Dreifacheffekt

Die Flavanone müssen vor dem Magen und oberen Dünndarm beschützt werden, damit sie es bis in den Dickdarm schaffen. Sind sie dort erst einmal angekommen, gibt es kein Halten mehr. Denn der Dreifacheffekt sorgt dafür, dass ihre gesundheitlichen Wirkungen potenziert werden.

Effekt Nr. 1: Die Flavanone haben direkten positiven Einfluss auf die Zusammensetzung des Mikrobioms, weil diese Pflanzenstoffe Futter für die guten Mikroben sind und krankheitserregende Bakterien blockieren.[32]

Effekt Nr. 2: Das Mikrobiom verstoffwechselt die Flavanone.[33] Dadurch entstehen diverse Zwischenprodukte, auch Metabolite genannt, die ihrerseits wiederum einen weitreichenden, über den Darm hinausgehenden Einfluss auf die Gesundheit ausüben.[34]

Effekt Nr. 3: Die Flavanone werden im Dickdarm von entsprechenden Zellen aufgenommen.

Pflanzenstoffe wirken also positiv auf die Darmflora ein[35], die wiederum einen immensen Einfluss auf den Gesundheitszustand hat.[36] Möglich macht das eine veränderte Darreichungsform mit einer **magensaftresistenten Ummantelung.** So können die Wirkstoffe problemlos Magen und Dünndarm passieren und im Dickdarm ihre gesundheitsfördernde Wirkung entfalten. Ebenfalls für diese Punktlandung im Dickdarm spricht die Tatsache, dass die

32   Pei, R. et al. Flavonoids and gut health. Current Opinion in Biotechnology (2020), 61: 153–159.

33   Kawabata K. et al. Role of intestinal microbiota in the bioavailability and physiological functions of dietary polyphenols. Molecules (2019), 24: e370.

34   Fraga C.G. et al. The effects of polyphenols and other bioactives on human health Food Funct. (2019), 10(5): 14.

35   Duda-Chodak A. et al. Interaction of dietary compounds, especially polyphenols, with the intestinal microbiota: a review. Eur J Nutr (2015), 54: 325–341.

36   Oteiza P.I. et al. Flavonoids and the gastrointestinal tract: local and systemic effects. Mol Aspects Med (2018), 61:41-49.

Pflanzenstoffe dort relativ lange verweilen und wirken können. Bis zum Dickdarm hat der Nahrungsbrei zwar bereits mehrere Stunden zurückgelegt. Für die restlichen eineinhalb Meter in diesem Organ benötigt er dann allerdings noch ein bis zwei Tage. Der pH-Wert ist im Dickdarm nahezu neutral, die Aktivität humaner Verdauungsenzyme gering, was sie vor ungewolltem Abbau schützt. Hinzu kommt, dass sie noch gut von den Zellen aufgenommen werden können[37].

Nun ist es an der Zeit, auf JO²-Phyto einzugehen, entwickelt von der deutschen Firma Phytoeffekt. Dieses Nahrungsergänzungsmittel bietet adäquate sowie leicht in die Ernährung integrierbare Präventions- und Behandlungsmöglichkeiten für gleich eine ganze Reihe von Krankheiten. Die Innovation, wertvolle Pflanzenstoffe direkt im Mikrobiom zugänglich zu machen, nutzt dessen riesiges Potenzial. Das in magensaftresistenten Kapseln verabreichte neuartige JO²-Phyto wirkt genau dort, wo es am dringendsten benötigt wird, und kann so die vielfältigen positiven Eigenschaften der enthaltenen mikrobiomaktiven Flavanone und **Extrakte aus der Grapefruit und Kamille** zur Entfaltung bringen.

Aufgrund dieser Extrakte kann es aber gleichzeitig zu den oben beschriebenen Wechselwirkungen mit einigen Medikamenten kommen. Das betrifft zum Beispiel drei der sehr häufig zur Cholesterinsenkung verordneten Statine-Arzneistoffe Atorvastatin, Lovastatin und Simvastatin. Da JO²-Phyto ebenfalls eine cholesterinsenkende Wirkung hat, kann es nicht parallel als gesundes Nahrungsmittel ergänzend zu den Statinen verwendet werden. Weitere häufig verabreichte Arzneimittel, die sich nicht mit Grapefruit vertragen, sind unter anderem die Blutdruckmittel Nifedipin oder Felodipin, die Gerinnungshemmer Clopidogrel, Ticagrelor und Rivaroxaban und das Antibiotikum Erythromycin. Des Weiteren betrifft die Wechselwirkung einige Krebsmedikamente, Mittel, die das Immunsystem unterdrücken sowie einige starke Schmerzmittel. Wer sich für JO²-Phyto entschieden hat und entsprechende Arzneimittel einnimmt, sollte am besten sorgfältig deren Packungsbeilage lesen oder sich bei seinem Arzt oder Apotheker informieren, ob das Medikament zusammen mit Grapefruit Probleme bereiten kann.

---

37   Orlu M. et al. Design and evaluation of colon specific drug delivery system containing flurbiprofen microsponges. Int J Pharm. (2006), 318: 103–117. doi: 10.1016/j.ijpharm.2006.03.025.

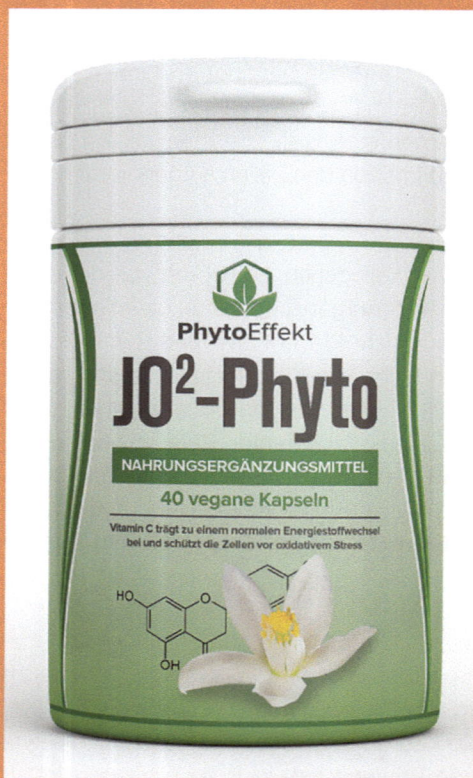

Bild 8: JO²-Phyto ist das erste Nahrungsergänzungsmittel, das mikrobiomaktive Flavanone enthält. Die Zutaten: Kamillenblütenextrakt mit Apigenin, an Naringin sowie Naringenin reicher Grapefruitextrakt, Überzugsmittel: Magensaftstabile Hydroxypropylmethyl-Cellulose (Kapselhülle), L-Ascobinsäure (3,6 %).

Da das Mikrobiom einige Wochen zur Umstellung braucht, sollten zum Start zwei sechswöchige Kuren erfolgen. Eine Kapsel JO²-Phyto pro Tag ist ausreichend, wobei je nach Gewicht oder Darmvolumen auch zwei Kapseln über den Tag verteilt eingenommen werden können. Um den Effekt aufrechtzuerhalten und dem Ungleichgewicht im Darm weiter entgegenzuwirken, empfiehlt sich im Anschluss an diesen Zyklus im folgenden Quartal eine weitere sechswöchige Einnahme. Daran anschließend kann je nach Bedarf beziehungsweise sporadisch eine Kapsel JO²-Phyto eingenommen werden. So ist eine Versorung mit guten Darmbakterien weiterhin sichergestellt.

Flavanone und das Mikrobiom

Die dynamischen und vielfältigen Wechselwirkungen der Darmmikrobiome inklusive des Darmmetaboloms – das ist vereinfacht ausgedrückt die Gesamtheit der Stoffwechselprodukte – bestimmen den menschlichen Stoffwechsel und beeinflussen letztendlich die Entwicklung von Krankheiten oder tragen zur Gesunderhaltung bei. In den zurückliegenden Jahren hat sich das Verständnis der mikrobiellen Regulation aus diversen In-vivo-Studien bei Tier und Mensch entwickelt. Gerade im Hinblick auf Stoffwechselerkrankungen, die mit der westlichen fett- und zuckerreichen Ernährungsweise einhergehen, ist viel geforscht worden. Dabei haben unterschiedliche seriöse Techniken entscheidend dazu beigetragen, dass reproduzierbar gezeigt werden kann, wie sich die Darmmikrobiome auf Entstehung und Entwicklung von Stoffwechselkrankheiten auswirkt. Dieses Buch möchte ein grundlegendes Verständnis der wichtigsten Zusammenhänge zwischen der Darmmikrobiome und Krankheitszuständen vermitteln. Es soll Möglichkeiten aufzeigen, wie über die Ernährung, also der Wechselwirkung zwischen Mikrobiom und Pflanzenstoff, die Gesundheit positiv beeinflusst werden kann. Alleine die Wirkungen der Flavanone, die sich über das Mikrobiom entfalten, betreffen Darm, Leber, Herz, Knochen sowie Lunge und können zur Vorbeugung von Stoffwechsel- und sogar altersbedingten Krankheiten nutzbar gemacht werden.

Neueste Studien analysieren die wechselseitigen Interaktionen zwischen sekundären Pflanzenstoffen und Mikrobiom. Die Flavanone selbst haben wachstumsfördernde und -hemmende Wirkungen auf einzelne Arten von Darmbakterien. Sie werden von bestimmten Mikroorganismen aufgenommen und in zahlreiche kleinere Phenolverbindungen gespalten, die ihrerseits positive Eigenschaften aufweisen und beispielsweise auch bestimmte Bakterienarten im Wachstum beeinflussen können.[38],[39] Vorteilhaft zum Wachstum angeregt werden beispielsweise Akkermansia spp. und Faecalibacterium spp. sowie sogenannte kommensale Arten wie Bifidobacterium spp., Enterococcus spp.

38 Cueva C.et al. Antimicrobial activity of phenolic acids against commensal, probiotic and pathogenic bacteria. Res. Microbiol. (2010), 161:372–382. doi: 10.1016/j.resmic.2010.04.006.

39 Kabir F. et al. Antimicrobial Effects of Chlorogenic Acid and Related Compounds. J. Korean Soc. Appl. Biol. Chem. (2014), 57:359–365. doi: 10.1007/s13765-014-4056-6.

und Clostridium spp.[40],[41] Gleichzeitig wird das Firmicutes-Bacteriodetes-Verhältnis gesenkt[42], was sich, wie bereits beschrieben, gewichtsreduzierend, aber auch förderlich auf die **Darmbarriere** auswirkt. Diese sorgt dafür, dass Krankheitserreger oder auch Gifte nicht vom Darm in den Körper gelangen. Gleichzeitig werden potenziell krankheitserregende Keime im Wachstum gehemmt.

Aber die Flavanone wirken auch indirekt. Als Metabolite, das sind mikrobielle Abbauprodukte beim Stoffwechsel, entstehen zum Beispiel Ferulsäure, Isoferulsäure, Dihydroferulsäure, Dihydrocaffeesäure, Hydrozimtsäure und Phloretsäure. Auch sie wirken sich positiv auf die Barrierefunktion des Darms aus und senken dort überdies Entzündungsreaktionen. Über zwölf Wochen eingenommen, senkt Naringenin beispielsweise den Calprotektin-Wert. Dieser sogenannte Biomarker zeigt Darmentzündungen an.[43] Das Mikrobiom stellt demnach aus den Flavanonen – sofern sie es erreichen – praktisch eine ganze Apotheke für seinen Träger zur Verfügung. Die Metabolite unterscheiden sich je nach Individuum und Darmaktivität in ihrer Struktur und Häufigkeit.[44] Besonders positiv fällt in diesem Zusammenhang die chemische Verbindung »3-(4'-Hydroxyphenyl)-Propionsäure« auf, die als Abbauprodukt des Naringenins verantwortlich für einige pharmakologische Effekte ist.[45] Andere Flavonoid-Metabolite können sogar effektiv Influenzainfektionen verhindern sowie die Widerstandskraft gegen entsprechende Erkrankungen erhöhen.[46] Zusammen mit der schützenden Wirkung auf die Lunge können sie

40 Gwiazdowska D. et al. The impact of polyphenols on Bifidobacterium growth. Acta Biochim. Pol. (2015), 62: 895–901. doi: 10.18388/abp.2015_1154.

41 Duque A. L. R. F. et al. An exploratory study on the influence of orange juice on gut microbiota using a dynamic colonic model. Food Res. Int. (2016), 84: 160–169. doi: 10.1016/j.foodres.2016.03.028.

42 Rosa D. et al. Phenolic Compounds Impact on Rheumatoid Arthritis, Inflammatory Bowel Disease and Microbiota Modulation. Pharmaceutics. (2021), 13(2): 145.

43 Stevens, Y. The Intestinal Fate of Citrus Flavanones and Their Effects on Gastrointestinal Health. Nutrients (2019), 11, 1464.

44 Aura A.M. Microbial metabolism of dietary phenolic compounds in the colon. Phytochem. Rev. 2008; 7:407–429. doi: 10.1007/s11101-008-9095-3.

45 Chen, T. et al. Simultaneously Quantitative Analysis of Naringin and Its Major Human Gut Microbial Metabolites Naringenin and 3-(4'-Hydroxyphenyl) Propanoic Acid via Stable Isotope Deuterium-Labeling Coupled with RRLC-MS/MS Method. Molecules (2019), 24(23):4287. doi: 10.3390/molecules24234287.

46 Steed, A. L. et al. The microbial metabolite desaminotyrosine protects from influenza through type I interferon. Science (2017), 357(6350):498–502.

Erkältungen und auch Covid-19-Infektionen in ihren Krankheitsverläufen günstig beeinflussen.

Naringenin regt aber nicht nur das Wachstum der kommensalen Arten an, sondern bestimmt auch deren Aktivität. Das wiederum führt zu erhöhter Produktion bakterieneigener Metabolite – den sogenannten **kurzkettigen Fettsäuren (SCFA)** –, deren gesundheitsfördernde Eigenschaften über den Darm hinausgehen. Dadurch wird die Apotheke im Darm noch einmal erhöht.[47] Zum Schutz vor Alterskrankheiten kann mikrobiomaktives Naringenin ebenfalls eingesetzt werden. Denn es hemmt unter anderem das Wachstum der Enterobacteriaceae aus dem Stamm der Proteobacteria. Diese Bakterien werden vor allem im Alter vermehrt gebildet und mit abnehmender Bakterienvielfalt sowie in der Folge mit Gebrechlichkeit in Verbindung gebracht (siehe Kapitel 9). Ein weiterer Aspekt ist die antientzündliche Eigenschaft von Naringenin. Entzündungen stehen sowohl bei Alterserscheinungen als auch bei diversen anderen Krankheitsverläufen am Anfang einer langen Leidenskette. Forscher haben 2020 erstmals Naringenin direkt dem Darmmikrobiom zugänglich gemacht und konnten so den entzündungshemmenden Effekt des Flavanons zum maximalen Zellschutz nutzen. Es konnte sogar eine zu Forschungszwecken ausgelöste Colitis Ulcerosa in Kaninchen verhindert werden.[48] Entzündungsmarker wie der Tumornekrosefaktor TNFα sanken und die Darmschleimschicht blieb intakt. Naringenin kann Schleimschicht[49] und Darmbarrierefunktion verbessern.[50] Denn eine ausreichend dicke Schleimschicht zusammen mit einer intakten äußersten Zellschicht, auch Epithelzellschicht genannt, bestimmt die Funktionsfähigkeit der Darmbarriere.[51] Hinzu kommt, dass Flavanone in Zitrusfrüchten auch die darmrelevanten Bakterien

47   Mao S. und Zhu W. Effects of six flavonoid compounds addition on short-chain fatty acids production and human fecal microbial community change during in vitro fermentation. Afr. J. Microbiol. Res. (2011), 5: 4484–4491. doi: 10.5897/ajmr11.291.

48   El Naggar, E. E. et al. Colon Targeting of Naringin for Enhanced Cytoprotection Against Indomethacin-Induced Colitis in Rabbits. Drug Design, Development and Therapy (2020) DOI: 10.2147/dddt.s218357.

49   He, W. et al. Flavonoids from Citrus aurantium ameliorate TNBS-induced ulcerative colitis through protecting colonic mucus layer integrity. Eur J Pharmacol. (2019), 857:172456. doi: 10.1016/j.ejphar.2019.172456.

50   Noda S.et al. Naringenin enhances intestinal barrier function through the expression and cytoskeletal association of tight junction proteins in Caco-2 cells. Mol. Nutr. Food Res. (2013), 57:2019–2028. doi: 10.1002/mnfr.201300045

51   Vancamelbeke M. and Vermeire S. The intestinal barrier: A fundamental role in health and disease. Expert Rev. Gastroenterol. Hepatol. (2017), 11: 821–834. doi: 10.1080/17474124.2017.1343143.

Lactobacillus spp., Akkermansia spp. und Ruminococcus spp. zum Wachsen anregen.[52] Insbesondere das Vorkommen der Akkermansia-Spezies wird mit Darmgesundheit und einer funktionstüchtigen Darmbarrierefunktion in Verbindung gebracht.[53,54]

Die Leber schließlich profitiert ebenso von mikrobiomaktiven Flavanonen. Das geschieht unter anderem durch das verstärkte Wachstum von Lactobacillus spp. und Bifidobacterium spp. inklusive einer erhöhten SCFA-Produktion.[55] Durch den verbesserten mikrobiellen Stoffwechsel sinkt die Ammoniumkonzentration im Blut. Ist diese erhöht, liegt das häufig an einer Überforderung der Leber, die das Ammoniak nicht mehr in Harnstoff umwandeln und ausscheiden kann. Zu viel Ammoniak im Körper gilt beispielsweise als Müdemacher. Mehr dazu lesen Sie im Kapitel über die Darm-Leber-Cholesterin-Achse.

52 Fidélix, M. et al. Microbiota modulation and effects on metabolic biomarkers by orange juice: a controlled clinical trial J Agric Food Chem. 2020 Nov 11;68(45):12651-12660. doi: 10.1021/acs.jafc.0c05800.

53 Dao M. C. et al. Akkermansia muciniphila and improved metabolic health during a dietary intervention in obesity: relationship with gut microbiome richness and ecology. Gut. (2016), 65(3): 426-36.

54 Geerlings, S. Y. et al. Akkermansia muciniphila in the Human Gastrointestinal Tract: When, Where, and How? Microorganisms. (2018), 6(3): 75. doi: 10.3390/microorganisms6030075.

55 Lima, A. C. D. et al. Effect of Daily Consumption of Orange Juice on the Levels of Blood Glucose, Lipids, and Gut Microbiota Metabolites: Controlled Clinical Trials. Front Microbiol. (2020), c11:585066. doi: 10.3389/fmicb.2020.585066.

5

Auf die Vielfalt

kommt
es an

Auf die Vielfalt kommt es an
Diese Rollen spielen Prä-, Pro- und Postbiotika

Mikrobiomaktive Flavanone sind insofern ein neuartiges Präbiotikum, als sie bislang den nützlichen Darmbakterien nicht beziehungsweise nur in geringen Teilen als Nahrung zugänglich gemacht werden konnten. Wie dieser Nutzen der gesundheitsfördernden Stoffe im Einzelnen aussieht, wird im weiteren Verlauf des Buches dargestellt. Über allem steht die Erhaltung beziehungsweise Wiederherstellung einer ausgewogenen mikrobiellen Vielfalt im Darm. Dazu können die mikrobiomaktiven Flavanone zweifelsohne einen großen Beitrag leisten. Aber nur sie in Betracht zu ziehen, wäre auf der anderen Seite sicherlich zu einseitig. Daher soll zunächst generell auf die Möglichkeiten der Beeinflussung des Mikrobioms eingegangen werden – nämlich auf die eigenen Nahrungsgewohnheiten und den Nutzen von Prä-, Pro- und Postbiotika.

Die steigende Zahl von metabolischen, entzündlichen, kognitiven sowie Erkrankungen des Immunsystems steht im Zusammenhang mit der Abnahme der Artenvielfalt im Darm. Wie aber lässt sich dieses gefährliche Artensterben verhindern? Schon Hippokrates kannte die Antwort. Sein Rat »Lass die Nahrung deine Medizin sein und Medizin deine Nahrung!« bekommt vor dem Hintergrund der Mikrobiomforschung eine ganz neue Bedeutung – und unterstreicht deren Wichtigkeit. Eine richtige Ernährung spielt für die Artenvielfalt im Darm eine große, wenn nicht sogar entscheidende Rolle. Denn das Mikrobiom stellt ganz offensichtlich das fehlende Verbindungsstück zwischen der Nahrung und den vielfältigen, individuell ausfallenden Gesundheitseffekten dar. Aufgrund der Mikrobiomforschung kann nun erklärt werden, warum zum Beispiel bei identischer Nahrungsaufnahme der eine zunimmt, während der andere davon unberührt bleibt – oder sogar abnimmt. Ziel einer gesundheitsorientierten Ernährung sollte es sein, durch entsprechende Nahrungsmittel mikrobiombedingte Mängel auszugleichen, indem die Vermehrung nützlicher Bakterien angeregt wird und gleichzeitig die schädlichen Arten reduziert werden.

Die Forschung steckt in vielen Bereichen noch in den Kinderschuhen und auch hier sollten Korrelationen und Kausalitäten nicht verwechselt werden. Gleichzeitig aber fußt die Mikrobiomforschung mittlerweile auf einer Vielzahl von verlässlichen Ergebnissen, sodass sich ein Blick in das eigene Mikrobiom für jeden lohnt, um die daraus resultierenden Ernährungstipps selbst auszuprobieren. Die Vorteile liegen auf der Hand: Durch eine mikrobiombasierte Ernährungsumstellung lassen sich bereits innerhalb weniger Wochen bis Monate spürbare Erfolge erzielen, ohne dass die eigenen Gewohnheiten auf den Kopf gestellt werden müssen. Hinweise aus wissenschaftlichen Studien deuten übrigens zudem darauf hin, dass sich die Umstellung nicht nur auf die Bakteriengemeinschaft oder das Körpergewicht auswirkt, sondern auch auf Verhalten, Stimmung und Denkvermögen. Mit diesem Wissen kann gesundheitlichen Beeinträchtigungen oder Leistungseinbußen in einem frühen Zustand sehr viel gezielter durch Nahrung beziehungsweise Nahrungsergänzung begegnet werden – unabhängig von einer klinischen Diagnose. Viel zu oft handelt die Schulmedizin erst, wenn eine Störung so weit vorangeschritten ist, dass diagnostische Marker sie anzeigen. Sind beispielsweise Organe befallen, geschieht dies meistens durch ein Blutbild oder bildgebende Verfahren wie Röntgen oder MRT. Und nicht selten wirken die verordneten Medikamente kontraproduktiv auf das Mikrobiom – ein Teufelskreis kann entstehen. Aber gerade über das Mikrobiom kann viel zur Vorbeugung und Vermeidung von Krankheiten getan werden. Es gibt eine ganze Reihe an guten Nahrungsmitteln für jeden Einzelnen, die anfängliche Leistungseinbußen regenerieren und die Gesundheit schützen können. Wichtig ist bei alldem, dass mit krankheitsvorbeugenden Maßnahmen nicht erst im hohen Alter begonnen wird, sondern bereits zwischen 40 und 60 Jahren.

Für ein gesundes Mikrobiom ist nichts wichtiger als eine passende Ernährung. Mit den richtigen Nahrungsmitteln können die Mikroorganismen entsprechend eingestellt werden. Die bisher größte und detaillierteste Studie, die sich mit Darmmikrobiom, Ernährung und Gesundheit beschäftigt, wurde im Januar 2021 in der Fachzeitschrift »Nature Medicine« veröffentlicht. Forscher von mehreren Universitäten, darunter Harvard im US-amerikanischen Cambridge sowie King's College in London, untersuchten umfangreiche Daten von knapp 1100 – allerdings gesunden – Erwachsenen in Bezug auf mögliche Zusammenhänge zwischen bestimmten Diäten, infrage kommenden Bakterienarten und der Gesundheit.[56] Aufgezeichnet wurden langfristige Ernährungsinformationen, Bluttests vor und nach dem Essen sowie Stuhlproben zur Analyse der Darmbakterien. Wirklich neu klingen die Schlussfolgerungen vermutlich aufgrund des Gesundheitsstatus der Probanden dann jedoch nicht: Gute Lebensmittel stammen aus pflanzlichen Quellen, vorzugsweise als Vollwertkost,

---

56   Asnicar. F. et al. Microbiome connections with host metabolism and habitual diet from 1,098 deeply phenotyped individuals. Nature Medicine (2021), 27: 321–332.

Obst, Gemüse, Hülsenfrüchten, Nüssen und Samen. Auf tierische Eiweiße sollte nicht vollständig verzichtet werden, was eine vegane Ernährung aus der Mikrobiomperspektive nicht empfiehlt. Eine überwiegend pflanzliche Ernährung fördert die Bakterien, die mit einem geringeren Risiko für Herzkrankheiten, Fettleibigkeit und Diabetes verbunden sind. Die meisten pflanzlichen Lebensmittel sind vollgepackt mit darmfreundlichen Ballaststoffen und Präbiotika. Bei gesunden Erwachsenen lassen sich diese Effekte sehr gut beobachten. Sehr viel aufschlussreicher noch wären Studien an dysbiotischen Mikrobiomen, zumal an solchen Studien durchaus hoher Bedarf besteht. Denn gerade aus dem Gleichgewicht geratene Bakteriengemeinschaften bauen die pflanzlichen präbiotischen Stoffe und hier insbesondere Flavonoide verstärkt ab, sodass die präbiotische Aktivität nicht mehr genutzt werden kann. Um aus solch einem Ungleichgewicht herauszukommen, ist eine verstärkte Nahrungsergänzung mit mikrobiomaktiven Flavonoiden wirkungsvoll und bisher auch alternativlos.

Eine mikrobiomaktive Nahrungsergänzung erscheint außerdem für all jene vorteilhaft, die keine Zeit für den täglichen Einkauf frischer Lebensmittel oder auch die eigene Zubereitung von Essen haben. Wer also auf die westliche Ernährungsweise mit ihren über 150.000 industriell hochverarbeiteten Produkten inklusive Fast Food nicht verzichten kann oder will, kann einer drohenden Dysbiose durch verstärkte Einnahme von Pflanzenstoffen entgegenwirken beziehungsweise diese verhindern. Es geht also keineswegs nur darum, leckere, aber leider häufig auch »schlechte« Nahrungsmittel aus dem Vorratsschrank zu verbannen. Vielmehr sollten dann vermehrt die »guten« Nahrungsmittel konsumiert werden. Oder anders gesagt: Schlechtes Mikrobiomfutter kann durch gutes ausgeglichen werden. Allerdings sollte damit nicht so lange gewartet werden, bis erste Probleme auftreten.

Negative Auswirkungen auf die Mikrobiota haben bei einer industriell geprägten Ernährungsweise beispielsweise ein hoher Salz- und Fettgehalt, die sogenannten Emulgatoren in verarbeiteten Lebensmitteln sowie künstliche Süßstoffe wie Saccharin. In Tierexperimenten wurde für Süßstoffe nachgewiesen, dass sie die Zusammensetzung der Darmmikrobiota dahingehend stören, dass sie eine Glukoseintoleranz auslösen können.[57] Beim guten Willen, Zucker reduzieren zu wollen, sollte man also auf keinen Fall zu den Ersatzstoffen

57 Suez, J. et al. Artificial sweeteners induce glucose intolerance by altering the gut microbiota. Nature (2014), 514:181-186. DOI: 10.1038/nature13793

greifen. Untersuchungen etwa mit Emulgatoren haben gezeigt, dass diese in Tierversuchen die schützende Schleimschicht im Darm abbauen. Dass hochverarbeitete Lebensmittel schädlich sind, ist leicht aus deren Herstellungsprozess zu ersehen: Produziert wird in zahlreichen Einzelschritten, zum Teil bei extremen Temperaturen und mithilfe komplizierter chemischer Verfahren. Zutaten wie beispielsweise Milch, Früchte und Getreidekörner werden getrocknet, unter hohem Druck zu Pulver zermahlen, ultrahocherhitzt und wieder neu zusammengemixt. Und dank künstlicher Zusätze wie Emulgatoren, Aromen und Farbstoffen lassen sich Konsistenz, Geschmack, Aussehen und Haltbarkeit fast beliebig variieren.

Hochverarbeitete Lebensmittel haben vor allem deshalb einen hohen Nährwert, weil ihnen oft viel Fett und Zucker zugesetzt wird. Über 70% der industriellen Lebensmittel haben zugesetzten Zucker in irgendeiner Form. Das ist kein Zufall. Zucker macht süchtig. Im Vergleich zu Gemüse enthalten sie deswegen deutlich mehr Kalorien pro Gramm. Hinzu kommt, dass sie sehr viel einfacher erschlossen, also aufgespalten und »sortiert«, werden können als herkömmliche Nahrungsmittel, da die Ballaststoffe fehlen. Der Dünndarm kann das Überangebot an Nährstoffen nicht verarbeiten, sie dienen dann den schlechten Bakterien im Dickdarm als Futter. Die entsprechenden Produkte müssen zudem weniger zerkaut werden und täuschen so das Sättigungsgefühl. Dieses reagiert nämlich erst mit zeitlicher Verzögerung auf die Nahrungsaufnahme. Die Folge: Es wird mehr Nahrung gegessen als vom Körper benötigt.

Für viele identische schädliche Stoffe gibt es diverse Namen. Immer wieder wurden die Namen solcher Stoffe auf den Nahrungsmitteletiketten ausgetauscht, obwohl die schädlichen Inhaltsstoffe geblieben sind. Da der Endkonsument einfach nicht alle unterschiedlichen Bezeichnungen kennen kann, haben sich selbst ernährungsbewusste Verbraucher auf diese Weise lange Zeit immer wieder täuschen lassen. Das hat sogar dazu geführt, dass die Lebensmittelindustrie mittlerweile mit Stoffen wirbt, die ausdrücklich nicht in ihren Produkten enthalten sind. Da kann es dann auch schon einmal vorkommen, dass »vegan« auf Produkten steht, die mit Tierischem überhaupt nicht in Berührung kommen **können**! Eine weitere Spielart: Gleiche Industrieprodukte werden mit unterschiedlichen Etiketten versehen, je nachdem, ob sie an Discounter oder Feinkostläden geliefert werden. Doch damit nicht genug. Im Feinkostladen werden sie dann auch noch für einen deutlich höheren Preis verkauft.

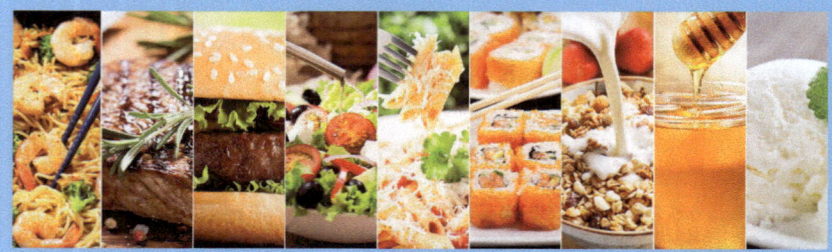

Abbildung 9: Mehr als 150.000 Produkte der Nahrungsmittelindustrie sind in Deutschland ständig verfügbar. Somit trifft hierzulande jeder Mensch täglich bis zu 200 Entscheidungen im Zusammenhang mit Essen. Hochkalorische Lebensmittel ernähren in jedem Fall die falschen Bakterien.

Erfolgreich an ihrem Negativimage gearbeitet hat die Lebensmittelindustrie auch dadurch, dass sie den Verbraucher regelmäßig mit Schummelpackungen konfrontiert, um möglichst wenig Inhalt zum maximalen Preis zu verkaufen. Bei all den Negativmeldungen über und um die Nahrungsmittelindustrie fällt es es schwer zu glauben, dass die Hersteller an irgendetwas anderem als dem eigenen Profi interessiert sind. Wer also den eigenen Darm schützen will, sollte selbst aktiv werden, anstatt sich auf verheißungsvolle Etiketten oder irreführende Werbung zu verlassen.

Zur Pflege der Gesundheit des Darms scheint es in jedem Fall sinnvoll zu sein, dessen Mikroorganismen zu unterstützen. Der Schlüssel zum Aufbau eines gesunden Mikrobioms kann in einer überwiegend nährstoffreichen, vollwertigen pflanzlichen Ernährung liegen. Ausreichend Schlaf, Bewegung und Stressreduktion sind ebenfalls hilfreich. Wichtig zu wissen: Natürlich kann »schlechte« Nahrung aus dem eigenen Speiseplan gestrichen werden, sie muss es aber nicht! Denn im Gegensatz zu vielen Ernährungsregeln und auch Diäten, die das Mikrobiom nicht berücksichtigen, sind sogenannte »kleine Sünden« problemlos erlaubt, wenn die im beschriebenen Sinne guten Nahrungsmittel überwiegen. Denn der Stoffwechsel gesundet dann insgesamt und kann den einen oder anderen »Fehltritt« ohne Weiteres kompensieren. Gerade die strikten, unnachgiebigen Ernährungsanweisungen führen bei Diäten häufig zum Scheitern. Wer schon einmal eine der vielen angebotenen Varianten ausprobiert hat, weiß, wie schwer es ist, eventuellen

Heißhungerattacken zu widerstehen. Bei entsprechender Ernährung aber muss es so weit gar nicht erst kommen.

Ballaststoffe fördern eine gesunde Zusammensetzung der Mikrobiota, weil sie vielen Bakterienarten, unter anderem Ruminococcus bromii und Faecalibacterium prausnitzii, als Nahrungsgrundlage dienen. Diese Mikroben verstoffwechseln Ballaststoffe und setzen dabei kurzkettige Fettsäuren frei. Die wiederum wirken antientzündlich, vermeiden eine Anreicherung von Fett in der Leber, bremsen die Produktion von Cholesterin und verbessern die sogenannte Insulinsensitivität. Zudem schützt die Aufnahme von Ballaststoffen die Barrierefunktion des Darms. Gelangen zu wenige Ballaststoffe dorthin, stellen einige Bakterienarten, vor allem Bacteroides caccae and Akkermansia muciniphila, ihren Stoffwechsel um und zersetzen in der Folge die für die Darmgesundheit enorm wichtige Mukusschicht der Darmschleimhaut. Forscher konnten das 2016 in Experimenten mit Mäusen zeigen. Bei einer konsequent ballaststoffarmen Ernährung der Versuchstiere nahm die Dicke der Schleimschicht ab und es entwickelten sich Entzündungen im Darm.[58]

Was viele nicht wissen: Der Verzicht auf kohlenhydrathaltige Lebensmittel bei den sogenannten Low-Carb-Diäten ist vor allem deswegen bedenklich, weil viele dieser Lebensmittel präbiotische Ballaststoffe enthalten und positiven Einfluss auf die Darmgesundheit haben. Und ohne Präbiotika gibt es nun einmal kein gesundes Mikrobiom.

Aber auch fermentierte Lebensmittel wie Joghurt, Kefir, Sauerkraut und Käse fördern mit ihren probiotischen Kulturen die Vielfalt im Darm. Probiotika sind lebende Mikroorganismen von positivem gesundheitlichen Nutzen. Sie sind in gängigen Nahrungsmitteln wie zum Beispiel Naturjoghurt und Kefir (Bifidobacterium), Mozzarella, Camembert, Ziegenkäse sowie grünen Oliven (Enterococcus), Naturjoghurt, Käse, Kefir, Kombucha, Sauerkraut und Sauerteigbrot (Lactobacillus), Buttermilch, Kefir, Käse (Lactococcus), Naturjoghurt, Kefir und Käse (Streptococcus) enthalten. Aber: Es gibt durchaus auch vollkommen gesunde Menschen, in deren Darm sich wenige probiotische Bakterien nachweisen lassen.

---

58   Desai, M.S. et al. A Dietary Fiber-Deprived Gut Microbiota Degrades the Colonic Mucus Barrier and Enhances Pathogen Susceptibility Cell (2016), 167(5):1339-1353.e21. doi: 10.1016/j.cell.2016.10.043.

Sind aber einzelne Arten gänzlich aus dem Darm verschwunden, könnte eine gezielte entsprechende Gabe Abhilfe schaffen. Auch die Zuführung der von den Bakterien produzierten Metabolite wie etwa die kurzkettigen Fettsäuren SCFA kann den Mangel ausgleichen. Viele probiotische Präparate werden als Nahrungsergänzungsmittel vertrieben, das heißt, sie haben keine medizinische Zulassung. Trotzdem liegen für solche Präparate verlässliche wissenschaftliche Studien mit positiven Ergebnissen vor, beispielsweise beim Einsatz unterschiedlicher Probiotika gegen **Stress**. Hier reicht unter Umständen bereits die Gabe von bestimmten Lactobacillus-Kulturen. Besonders empfehlenswert ist die Einnahme von Probiotika während einer **Antibiotikatherapie**, um die Regeneration des Darms rechtzeitig in Gang zu setzen. Das kann zum Beispiel mit dem Hefepilz Saccharomyces boulardii erfolgen, denen das Antibiotikum nichts anhaben kann. Aber selbst probiotische Bakterienkulturen, die vom Antibiotikum eigentlich getötet werden sollten, zeigen positive Effekte auf die Regeneration. Eine solche ergänzende Aufnahme ist vor allem bei Langzeitbehandlungen mit Antibiotika empfohlen, etwa bei der Borreliose-Therapie nach einem Zeckenbiss.

Ohne professionelle Analyse eines Mikrobioms lässt sich allerdings nicht genau feststellen, welches Probiotikum eventuell fehlt. Denn das Mikrobiom ist so individuell, dass in einem Fall eventuell Lactobacillen helfen, in einem anderen hingegen eher Bifidobakterien. Wer also auf eine Mikrobiomanalyse verzichten will, wird um das Trial-and-Error-Prinzip nicht herumkommen. Es empfiehlt sich dann am besten, ein Mittel über ungefähr vier Wochen auszuprobieren. Kommt es zu keiner Besserung, sollte das Präparat gewechselt werden. Das ist zwar unbefriedigend, aber ohne Analyse der einzige Weg um herauszufinden, welches Probiotikum helfen kann.

Letztendlich weiß man bei Probiotika auch noch nicht im Detail, auf welche Weise die Gabe einzelner Spezies die Artenvielfalt erhöht. Ihr Nutzen im Hinblick auf Körpermaße wie Gewicht, Body-Mass-Index (BMI), Bauchumfang, Verhältnis von Taille und Größe beziehungsweise Taille und Hüfte und auch Körperfettanteil ist in diversen Übersichten zu klinischen Studien zusammengefasst. Es wurde festgestellt, dass Probiotika einen nachweisbaren, allerdings eher kleinen Effekt auf Stoffwechselerkrankungen ausüben.[59],[60],[61] Eine aktuelle Zusammenfassung von klinischen Studien ist im Juli 2020 veröffentlicht worden. Sie thematisiert auch die permanenten Entzündungsreaktionen des Fettgewebes, die Folgeerscheinungen auslösen können.[62] In diesen Zusammenfassungen zum Stand der Forschung finden allerdings auch klinische Studien Erwähnung, die keine oder sogar gegenteilige Effekte von Probiotika festgestellt haben. Das wiederum zeigt, dass das Darmmikrobiom bei jedem Menschen einzigartig ist und es nicht das eine Mittel für alle geben kann.

59   Koutnikova H. et al. Impact of bacterial probiotics on obesity, diabetes and non-alcoholic fatty liver disease related variables: a systematic review and meta-analysis of randomised controlled trials. BMJ Open (2019), 9(3): e017995.

60   Borgeraas H. et al. Effects of probiotics on body weight, body mass index, fat mass and fat percentage in subjects with overweight or obesity: a systematic review and meta-analysis of randomized controlled trials. Obesity Reviews (2018),19: 219–232.

61   Castaner O. et al. The Gut Microbiome Profile in Obesity: A Systematic Review. Hindawi International Journal of Endocrinology (2018), Article ID 4095789, 9 pages.

62   Wicinski, M. et al. Probiotics for the Treatment of Overweight and Obesity in Humans. A Review of Clinical Trials. Microorganisms (2020), 8: 1148.

6

Abnehmen

54 **Durchbruch in der Diätforschung:**
Das Mikrobiom spielt die
entscheidende Rolle

ohne
Jo-Jo-Effekt

Abnehmen ohne Jo-Jo-Effekt
Durchbruch in der Diätforschung: Das Mikrobiom spielt die entscheidende Rolle

Die Zivilisationskrankheit Übergewicht hat mittlerweile pandemischen Charakter angenommen. Ein Grund für Übergewicht sind die diversen Zuckerfallen der Lebensmittelindustrie. Anzeichen für einen überhöhten Zuckerkonsum können neben der Gewichtszunahme die Zuckersucht, Energielosigkeit und Ermüdungserscheinungen sowie unreine Haut sein. Wird das Verlangen nach immer mehr Zucker durch abgestumpfte Geschmacksnerven begünstigt, kann ein schnell in die Höhe schießender und wieder abfallender Blutzuckerspielgel Grund für Ermüdungserscheinungen sein. Die Anfälligkeit für Hautkrankheiten wie Rosacea, Akne, Ekzeme und auch übermäßig fettige Haut werden ebenso mit einem Überkonsum an Zucker in Verbindung gebracht. Hochkalorische Ernährung ist ein Grund für die Adipositas genannte Krankheit Fettleibigkeit. Sie führt auch zu einer Veränderung des Darmmilieus, was die Stoffwechselfunktionen, also das Gleichgewicht zwischen Nahrungsaufnahme und Energieverbrauch, beeinflusst. Adipositas gilt als Hauptverursacher für viele chronische Krankheiten und betrifft knapp 50 Prozent der europäischen Bevölkerung. Neue Lösungskonzepte müssen gefunden werden, und die Wissenschaft ist mit der Erforschung des Mikrobioms vielversprechenden Ansätzen auf der Spur. Es lohnt sich, diese einmal selbst auszuprobieren. Neben Zuckerfallen und verarbeiteten Lebensmitteln gibt es auch noch andere Gründe für eine Gewichtszunahme. Ein hoher Stresslevel etwa kann die Einlagerung von Fett begünstigen,[63] möglicherweise sogar unabhängig von der aufgenommenen Nahrungsmenge. Analog wirken einige Medikamente, insbesondere Antibiotika, die ebenfalls eine Gewichtszunahme fördern können.[64,65] Alle Gewichtszunahmen haben eines gemeinsam: Die Zusammensetzung der Bakterienstämme im Darm wird negativ beeinflusst. Welches Potenzial im Mikrobiom im Hinblick auf Übergewicht steckt, zeigen Stuhltransplantationen von Zwillingen mit Über- beziehungsweise Normalgewicht. Ihr jeweiliger Stuhl wurde keimfreien Mäusen – Züchtungen

63 Foster, J.A. et al. Stress & the gut-brain axis: regulation by the microbiome. Neurobiol Stress (2017), 7: 124–136.

64 Podolsky, S.H. Historical Perspective on the Rise and Fall and Rise of Antibiotics and Human Weight Gain. Ann Intern Med. (2017), 166(2): 133-138.

65 Leong, K.S.W. et al. Antibiotics, gut microbiome and obesity. Clin Endocrinol (Oxf) (2018), 88(2): 185–200.

ohne Mikrobiom – eingesetzt. Die Tiere mit dem Stuhl des übergewichtigen Zwillings haben an Gewicht zugelegt, während die anderen Mäuse schlank blieben – bei weitestgehend identischer Ernährung.[66] Demnach lassen sich also mit dem Stuhl die Eigenschaften von Über- beziehungsweise Untergewicht transferieren.[67],[68] Bemerkenswert ist auch, dass die keimfreien Mäuse 42 Prozent weniger Körperfett aufwiesen als Mäuse desselben Stamms und gleichen Alters mit Darmmikroben. Und bei fetthaltiger Nahrung nahmen die keimfreien Mäuse im Vergleich nur ein Drittel an Gewicht zu. Offenbar kommt der Darmflora bei der Fetteinlagerung eine Schlüsselfunktion zu. Im Mikrobiom lässt sich Übergewicht im Verhältnis der beiden Bakteriehauptstämme Firmicutes und Bakteroidetes aufzeigen (Kap. 2). Bei Übergewicht dominieren die Firmicutes. Sie entziehen der Nahrung mehr Energie und begünstigen dadurch die Fetteinlagerung. Bakteroideten können Kohlenhydrate besser isolieren und ungebraucht aus dem Körper abtransportieren. Oft wird in diesem Zusammenhang von guten und schlechten Bakterien gesprochen. Tatsache ist aber, dass für ein gesundes Darmmilieu beide Stämme benötigt werden. Entscheidend ist, in welchem Verhältnis sie zueinander stehen und welcher Bakterienstamm überwiegt beziehungweise größeren Einfluss ausübt. Die Anzahl an Bacroidetes kann durch die Nahrungsaufnahme verändert werden. Sie mögen unverarbeitetes Futter und bevorzugen beispielsweise ballaststoffreiche Kost wie Leinsamen, Hülsenfrüchte, Süßkartoffeln, Spargel, Zwiebeln und Vollkornprodukte. Auch sekundäre Pflanzenstoffe wie die Flavonoide stehen auf dem Speisezettel der Bacteroidetes – ziemlich weit oben das Naringenin mit seinen vilefältigen positiven Eigenschaften. Mikroben helfen also bei der Verdauung von Speisen und beeinflussen maßgeblich, wie viele Kalorien aus der Nahrung aufgenommen und in Fettpolster umgewandelt werden.[69] Demnach hängt der Gewichtsstatus auch davon ab, auf welche Art und Weise die Mikroben an der Verdauung beteiligt sind.[70] Wie in einer klinischen Studie festgestellt wurde, werden beim »schlanken«

66 Ridaura, V.K., et al. Gut microbiota from twins discordant for obesity modulate metabolism in mice. Science (2013), 341: 1241214.

67 Guirro et al. 2019. Effects for diet induced gut microbiota dysbiosis and obesity can be ameliorated by fecal microbiota transplantation. A multiomics approach

68 Vrieze, A. et al. Transfer of Intestinal Microbiota from Lean Donors Increases Insulin Sensitivity in Individuals with Metabolic Syndrome. Gastroenterology (2012), 143: 913–916.

69 Baothman, O. A. et al. The role of Gut Microbiota in the development of obesity and Diabetes. Lipids Health Dis. (2016), 15: 108.

70 Duca, I. et al. Gut microbiota and body weight-a review. Psychol Topics 2018), 27: 33–53.

Mikrobiom zugeführte Kalorien einfach ausgeschieden, während das »übergewichtige« Mikrobiom dem Körper mehr Kalorien aus der Nahrung zur Verfügung stellt.[71] Bei Gewichtsreduktionsprogrammen sollten die »schlanken« Bakterien aktiv sein und gefördert werden. Das Mikrobiom beeinflusst das Gewicht aber nicht nur hinsichtlich der Energieverwertung. Auch andere Faktoren wie chronische, schleichende Entzündungen spielen eine gewichtige Rolle.[72] Bei Übergewicht wird der Darm durchlässiger für Bakterienteile, die eine Immunreaktion auslösen. Eine permanente Immunreaktion beeinflusst wiederum den Stoffwechsel nachteilig.[73] Der Einsatz entsprechender Präbiotika bei Übergewicht kann das richtige Verhältnis von Bacteroideten und Firmicuten wiederherstellen sowie Hunger und Appetit regulieren[74]. Darüber hinaus können sie chronische Entzündungsreaktionen abmildern, indem sie die Darmbarrierefunktion verbessern.[75] In Bezug auf die Wirkung von Probiotika wurde herausgefunden, dass durch die Kulturen eine Gewichtsabnahme unter Beibehalten der Essgewohnheiten zwar möglich ist, jedoch eher gering ausfällt.[76] Präbiotika sind in diesem Zusammenhang wichtiger, da sie über das Mikrobiom den Stoffwechsel auf einem hohen Wirkungsgrad halten. Eine vermehrte Einnahme an ballaststoffreichen Lebensmitteln programmiert den Stoffwechsel im Zusammenhang mit den richtigen mikrobiomaktiven Pflanzenstoffen auf »schlank« und umgeht den bei Diäten häufig stattfindenden Hungerkampf. Ein Abnehmen ist unabhängig von der Kalorienaufnahme möglich. Es liegt also nahe, dass eine Gewichtsreduktion mithilfe von Diäten nur unter Berücksichtigung des Mikrobioms besser und vor allem nachhaltig funktioniert. Und das wiederum führt zu dem erfreulichen Schluss: Kalorienzählen gehört der Vergangenheit an.

71   Jumpertz, R. et al. Energy-balance studies reveal associations between gut microbes, caloric load, and nutrient absorption in humans. Clinical Trial Am J Clin Nutr (2011), 94(1):58-65.

72   Wicinski, M. et al. Probiotics for the Treatment of Overweight and Obesity in Humans – A Review of Clinical Trials. Microorganisms (2020), 8: 1148.

73   Boutagy, N. E. et al. Metabolic endotoxemia with obesity: Is it real and is it relevant? Biochimie (2015), 124: 11–20.

74   Abenavoli, L. et al. Gut Microbiota and Obesity: A Role for Probiotics. Nutrients (2019), 11: 2690.

75   Cerdó, T. et al. The Role of Probiotics and Prebiotics in the Prevention and Treatment of Obesity. Nutrients (2019), 11: 635.

76   Koutnikova, H. et al. Impact of bacterial probiotics on obesity, diabetes and non-alcoholic fatty liver disease related variables: a systematic review and meta-analysis of randomised controlled trials. BMJ Open (2019), 9(3): e017995.

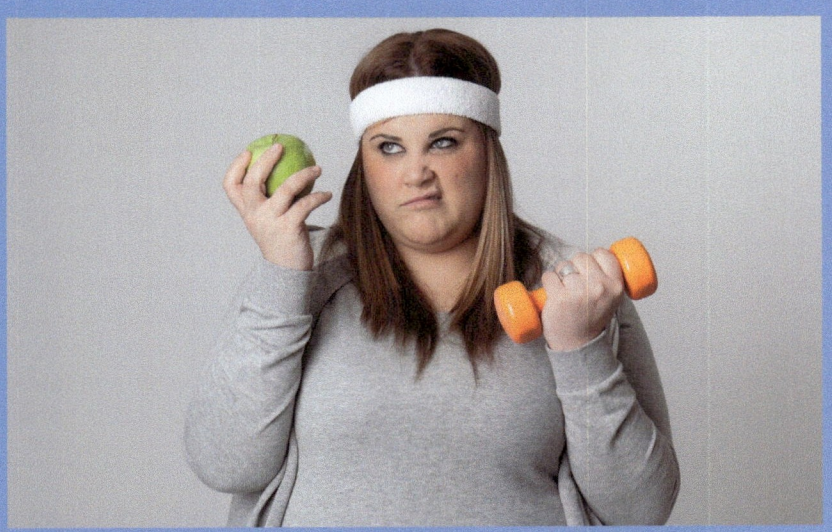

Abbildung 10: Frustrierend und mittels klassischer Diäten oft nicht nachhaltig: Das Wohlfühlgewicht zu erreichen scheint für viele Menschen eine nahezu unlösbare Aufgabe zu sein.

Bei Frauen liegt der Tagesbedarf bei circa 2100 und bei Männern bei 2800 Kilokalorien. Alleine schon die aufgenommenen und verbrannten Kalorien zu zählen ist nervig und unpraktikabel. Permanentes Abwiegen, Analysieren und das penible Studieren von Lebensmitteltabellen sind dazu nötig. Und das Ergebnis bleibt trotzdem ungenau: Beispielsweise wirken 100 Kilokalorien aus Getränken wie Cola, Bier oder Latte Macchiato anders als die gleiche Menge aus Vollkornbrot. Das liegt daran, dass sie viel schneller aufgenommen werden, aber deutlich schlechter sättigen. Viel schwieriger aber ist es, dem vermehrten Appetit beziehungsweise den Heißhungerattacken während der reduzieren Kalorienaufnahme zu widerstehen. Und ganz ehrlich: Ein erbitterter Willenskampf hat beim Essen in Gesellschaft oder mit Freunden eigentlich nichts zu suchen. Und die abendlichen Snacks vor dem Computer oder Fernseher sollten auch zu keiner Gewissensfrage führen.

Ein dysbiotisches Mikrobiom steigert das Verlangen nach noch mehr Zucker und ungesunden Fetten immerzu – und das Mikrobiom kann in seinen Forderungen sehr deutlich werden! Appetit und Hungerattacken werden immer größer, während die vernünftigen Diätziele in den Hintergrund geraten. Zusätzlicher Frust kann dadurch entstehen, dass der Körper seinen Stoffwechsel auf Sparflamme schaltet und die Erfolge mit zunehmender Dauer der Diät kaum noch sichtbar sind. Ganz zu schweigen vom Jo-Jo-Effekt, dem viele Menschen nach Abschluss ihrer Hungerkur mit allen dazugehörigen Entbehrungen erliegen. Viele Diäten scheitern, weil sie als zu unangenehm empfunden werden und kleine zwischenzeitliche »Sünden« nicht erlaubt sind. Häufig ist auch die Zielsetzung einfach unrealistisch, was seinerseits Enttäuschungen mit sich bringt. Die beiden häufigsten Gründe für das Scheitern von Diäten aber sind: Die Diät passt einfach nicht in die momentane Lebenssituation und der Jo-Jo Effekt tritt ein.

Wie kompliziert das Abnehmen im Endeffekt wirklich ist, belegt die Statistik, derzufolge 80 Prozent aller Hungerkuren scheitern und mancher Abnehmwillige hinterher mehr wiegt als vor den guten Vorsätzen. Aber diese Negativstatistik kann deutlich verbessert und der Erfolg von Reduktionsdiäten langfristig gesichert werden. Wichtig ist dafür: Das Mikrobiom muss frühzeitig miteinbezogen werden, ein Willenskampf wird so überflüssig. Ein gesundes Mikrobiom nämlich wirkt sich normalisierend auf Appetit und Hunger aus, Hunger- und Sättigungsphasen wechseln sich in einem gesunden Rhythmus ab.

Trotzdem sollte sich jeder, der Gewicht reduzieren beziehungsweise das Idealgewicht erreichen möchte, einmal mit dem eigenen Essverhalten beschäftigen und die eigenen Gewohnheiten hinterfragen.

Damit bei einer verringerten Aufnahme von Kalorien über einen gewissen Zeitraum das Gewicht reduziert wird, sind die sogenannten Stoffwechselraten entscheidend. Bei längerer unterkalorischer Ernährung geht der Körper nämlich in einen Sparstoffwechsel über. Er ist extrem anpassungsfähig und kann sich gut auf eine verringerte Kalorienzufuhr einstellen, indem er unterschiedliche körperliche Wirkungsmechanismen anpasst. Er verbraucht für die gleiche körperliche Leistung nun weniger Kalorien, der Körper arbeitet einfach effizienter. Er spart Energie ein, wo immer es geht, etwa durch Abbau von Muskelmasse, Reduktion der Gehirnleistung und eine geringere Wärmeproduktion. Der Kalorienverbrauch richtet sich also nach der Stoffwechselrate,

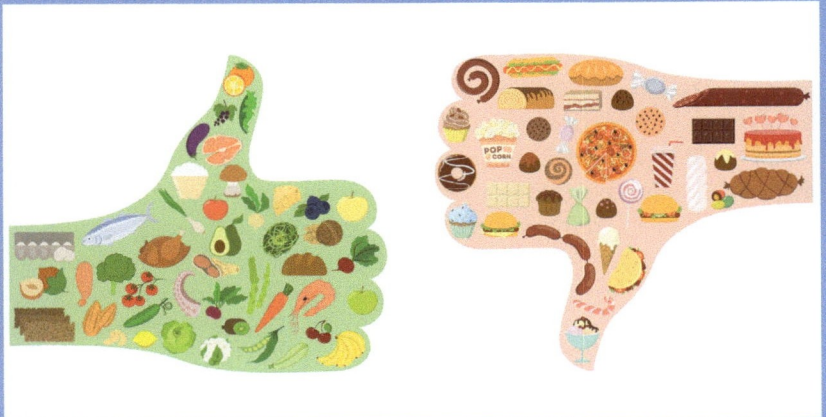

Abbildung 11: Wenn man das Mikrobiom mit einbezieht, muss man die „lekkeren" Sachen nicht weglassen. Man muss nur vermehrt „gutes" Mikrobiomfutter zu sich nehmen. Trotzdem sollten die Essgewohnheiten einmal auf den Prüfstand.

auch Hormone werden über sie reguliert. Die Stoffwechselrate kann durch die Zufuhr einfacher, gesundheitsfördernder Pflanzenstoffe in die Darmflora erhöht werden. Beide hängen in direkter und indirekter Weise zusammen und können auf diese Weise nachhaltig normalisiert werden. Idealerweise sollte demnach die Fett- und Energieverwertung während des Sparstoffwechsels über das Mikrobiom beeinflusst werden. Zusätzlich zum Einfluss auf die Stoffwechselrate stellen sich noch systemische, positive Effekte ein, die durch die Metabolite aus mikrobiellen Stoffwechseln entstehen.

Die Flavanone **Naringenin und Apigenin** aktivieren über ihre im Mikrobiom entstehenden Metabolite das Protein Thermogenin. Es wird auch entkoppelndes Protein und in Anlehnung an seine englische Bezeichnung UCP1 genannt. Dieses Protein befindet sich in den Mitochondrien des braunen Fettgewebes. Mitochondrien sind die Kraftwerke der Zelle: Wird Thermogenin aktiviert, schließt es diese kurz, die Energie geht als Abwärme verloren, anstatt gespeichert zu werden. UCP1 kommt ausschließlich in braunem Fettgewebe vor, wodurch es seine enorme Fähigkeit zur Wärmeerzeugung erlangt. Dies ist ein positives Beispiel dafür, wie Pflanzenstoffe die Stoffwechselrate beziehungsweise die Energieverwertung aus der Nahrung entscheidend beeinflussen können.[77] Babys und Kinder haben einen hohen Anteil an braunem Fettgewebe. Mit fortschreitendem Alter allerdings reduziert es sich, und das weiße »schlechte« Fettgewebe dominiert. Auch die Ölsäure, der auch Omega-9 genannte wichtigste Vertreter der einfach gesättigten Fettsäuren, kann die Mitochondrien im oben beschriebenen Sinne kurzschließen. Ölsäure ist auch als Hauptfett in Olivenöl enthalten, deswegen ist eine Gewichtsreduktion auch mit viel Olivenöl möglich. Die aufgenommene Energie wird einfach in Wärme umgewandelt – nichts bleibt zurück. Um weißes in braunes Fettgewebe umzuwandeln, werden Vitamin A und D sowie längere, anhaltende Kälteperioden – rund zwei Stunden bei etwa 16 Grad – benötigt. Also ruhig einmal ausprobieren: leckerer Fisch und Olivenöl sowie ein längerer Spaziergang in der Kälte. Auch eine moderate bis intensive körperliche Aktivität im sogenannten aeroben Bereich (gehen, joggen) hat Einfluss auf das Mikrobiom. Abgesehen davon, dass Kalorien verbrannt werden, fördert es die mikrobielle Vielfalt und die Vermehrung von Butyrat produzierenden Darmbakterien. Butyrat ist eine kurzkettige Fettsäure mit zahlreichen positiven Effekten auf den Darm. Bei adipösen Erwachsenen wurde in diesem Zusammenhang eine Zunahme an Bakteriodetes bei gleichzeitiger Abnahme von Firmicutes festgestellt.

Im Umkehrschluss heißt das: Wer nicht viel Zeit in der Küche verbringen will und wenig Zeit für lange Spaziergänge oder Jogging hat, kann mit den richtigen Nahrungsergänzungsmitteln, beispielsweise JO^2-Phyto, trotzdem viel für seine Gesundheit tun.

77   Oteiza P.I. et al. Flavonoids and the gastrointestinal tract: local and systemic effects. Mol Aspects Med (2018), 61: 41-49.

7

Der geheime Code

ist
geknackt

Der geheime Code ist geknackt
Darmbakterien können den Jo-Jo-Effekt verursachen[78]

Der Begriff ist in aller Munde, zumindest wenn es ums Abnehmen und um Diäten geht. Und jeder Betroffene weiß, wie frustrierend ein Jo-Jo-Effekt sein kann. Was genau aber ist das eigentlich und wie kommt es dazu?

Der Jo-Jo-Effekt bezeichnet eine unerwünschte und schnelle Gewichtszunahme nach einer Reduktionsdiät. Dann kann sich das Körpergewicht bei wiederholten Diäten wie ein Jo-Jo-Spielzeug auf und ab bewegen, wobei das Gewicht bei Ende einer Diät oft höher ist als zu Beginn.

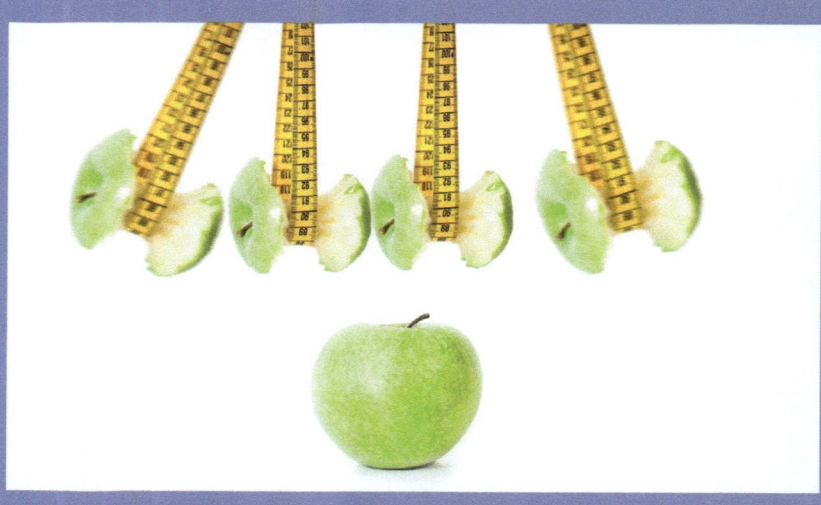

Abbildung 12: Der Jo-Jo-Effekt kann ein Pendeln zwischen Übergewicht und reduziertem Gewicht verursachen. Die Gefahr ist: Häufige Gewichtsschwankungen können das Herz belasten.[79]

---

78 Thaiss et al. Persistent microbiome alterations modulate the rate of post-dieting weight regain. Nature (2016), 540: 22–29.

79 Bangalore, S. et al. Body-Weight Fluctuations and Outcomes in Coronary Disease. New Eng J of Med. Band 376, 14, ISSN 0028-4793

Bisher gab es keine plausible Erklärung für, aber auch kein Mittel gegen diese scheinbare Laune der Natur. Zwillingsstudien haben nun aber gezeigt, dass der Jo-Jo-Effekt weder etwas mit der genetischen Veranlagung zu tun hat noch abhängig vom Anfangsgewicht[80] oder Fitnessgrad ist[81]. Vielmehr gibt es inzwischen Hinweise, dass die metabolischen Komplikationen, die zum Jo-Jo-Effekt führen, im Darmmikrobiom verankert sind.[82]

Bei Gewichtszunahme, also bei länger andauernder fett- und zuckerreicher Kost, verändert sich das Mikrobiom nachteilig. Das metabolische Gleichgewicht ist gestört, es entsteht eine Dysbiose. Nach erfolgreichen Reduktionsdiäten gehen alle anderen metabolischen Parameter wie zum Beispiel Fettstoffwechsel, Insulinlevel oder Energieverbrauch wieder in ihren ursprünglichen Ausgangszustand zurück. Lediglich die Dysbiose bleibt noch rund 15 Wochen bestehen.[83] Kommt das dysbiotische Mikrobiom nun erneut mit fett- und zuckerreicher Kost in Kontakt, entstehen die metabolischen Komplikationen, die zum Jo-Jo-Effekt führen. Diese nachteilige Aktivität wird von 773 bereits identifizierten bakteriellen Genen verursacht, die bei Übergewicht im Mikrobiom besonders aktiv sind und beständig jede Diät überdauern. Dazu gehören Gene, die gesunde Pflanzenstoffe wie Flavonoide in einer Weise abbauen, dass sie für den menschlichen Organismus nicht weiter nutzbar sind. Vom Mikrobiom signifikant reduziert werden die Flavanone Naringenin und Apigenin, deren Metabolite sich entscheidend auf das

80 Neumark-Sztainer, D. et al. Obesity, disordered eating, and eating disorders in a longitudinal study of adolescents: how do dietersarfe 5 years later? J. Am.Diet. Assoc. (2006),106: 559–568.

81 Saarni, S. E. et al. Weight cycling of athletes and subsequent weight gain in middleage. Int. J. Obes. (2006), 30: 1639–1644.

82 Chilloux J. and Dumas ME. Are gut microbes responsible for post-dieting weight rebound? Cell Metab (2017),25: 6–7.

83 Thaiss et al. Persistent microbiome alterations modulate the rate of post-dieting weight regain. Nature (2016), 540: 22-29.

metabolische Gleichgewicht auswirken, indem sie den Fettstoffwechsel, die Glukosetoleranz und den Energieverbrauch beeinflussen.[84],[85],[86]

Die Menge der nutzbaren Flavonoide ist bei diesem Szenario durch zwei Begebenheiten unterdurchschnittlich niedrig. Während der vorangegangenen langen Phase der Gewichtszunahme war die Aufnahme von Pflanzenstoffen deutlich zu gering, zudem sorgt das dysbiotische Mikrobiom für einen erhöhten Abbau dieser Stoffe. Kurios ist, dass sogar die Diäten selbst ein dysbiotisches Mikrobiom hervorrufen können.[87] Überspitzt bedeutet das: Je konsequenter gehungert wird, desto weniger erfolgreich können Diäten sein.[88] Trotzdem sind sie aber nach wie vor notwendig – in dem Sinne nämlich, dass dabei weniger Kalorien aufgenommen als verbraucht werden. Allerdings ist es sinnvoll, bereits während einer Diät auf das Mikrobiom einzuwirken,[89] um den Verbrauch effektiv und hoch zu halten.[90],[91],[92] In solchen Zeiten verringerter Aufnahme sollten die Flavanone Naringenin und Apigenin mikrobiomaktiviert zugeführt werden, da sie sonst vom Körper aufgrund des First-Pass-Effekts einfach ungenutzt ausgeschieden werden.[93] Denn wegen ihrer hohen

84 Myoung, H. J.et al. Apigenin isolated from the seeds of Perilla frutescens britton var crispa (Benth.) inhibits food intake in C57BL/6J mice. Arch. Pharm. Res.33, 1741–1746 (2010).

85 Guo, X.et al. Synergistic interactions of apigenin, naringin, quercetin and emodin on inhibition of 3T3–L1 preadipocyte diferentiation and pancreas lipase activity. Obes. Res. Clin. Pract. 10, 327–339 (2016).

86 Assini, J. M.et al. Naringenin prevents obesity, hepatic steatosis, and glucose intolerance in male mice independent of fbroblast growth factor 21. Endocrinology 156, 2087–2102 (2015).

87 Seganfredo F. B., et al. Weight-loss interventions and gut microbiota changes in overweight and obese patients: a systematic review. Obesity Reviews (2017), 18(8): 832–851.

88 Hill, A.J. Does dieting make you fat? Br. J. Nutr. (2004) 92: 15–18.

89 Heinsen F.A. et al. Beneficial Effects of a Dietary Weight Loss Intervention on Human Gut Microbiome Diversity and Metabolism Are Not Sustained during Weight Maintenance. Obes Facts (2016), 9: 379–391.

90 Turnbaugh, P. J. et al. An obesity-associated gut microbiome with increased capacity for energy harvest. Nature (2006), 444: 1027–1031

91 Ridaura, V. K. et al. Gut microbiota from twins discordant for obesity modulate metabolism in mice. Science (2013), 341: 1241214.

92 Ley, R. E. Obesity and the human microbiome. Curr. Opin. Gastroenterol. (2010), 26: 5–11.

93 Erlund, I. et al. Plasma kinetics and urinary excretion of the flavanones naringenin and hesperetin in humans after ingestion of orange juice and grapefruit juice. J. Nutr. (2001), 131: 235–241.

Unlöslichkeit werden sie sehr schnell vom Körper eliminiert und können so ihre positive Wirkung gar nicht erst entfalten. Diesem Problem der schlechten Bioverfügbarkeit kann mit **mikrobiomaktiven Flavanonen** begegnet werden, Pflanzenstoffen also, die es bis in den Dickdarm schaffen. Mehr noch: Darüber hinaus kann dort deren Wirkung gesteigert werden, um in den Genuss diverser gesundheitsfördernder Eigenschaften zu kommen.[94] Entscheidend für die Vermeidung[95] einer wiederkehrenden Gewichtszunahme sind die richtige Dauer und Dosierung von Pro- beziehungsweise Präbiotika, insbesondere Polyphenolen[96]. Prof. Dr. Michaela Axt-Gadermann, Professorin für Gesundheitsförderung an der Hochschule Coburg, zieht in ihrem Artikel Einfluss eines **Synbiotikums auf den Gewichtsverlauf** ein entsprechendes Fazit.[97].

So betrachtet werden auch die Ratschläge nachvollziehbar, die im Zusammenhang mit dem Jo-Jo-Effekt bei einer Internetrecherche genannt werden. »Langsam abnehmen und Blitzdiäten vermeiden, viel Sport und immer in Bewegung bleiben, lebenslange Ernährungsumstellung« lauten immer wiederkehrende Tipps, deren Sinn dahinter eindeutig ist und zwei Gründe hat: Der Kalorienverbrauch muss hochgehalten werden und der Zeitraum so gewählt sein, dass sich das Mikrobiom regenerieren kann.

Beides geht schneller und effektiver durch eine gezielte Beeinflussung der Darmmikroben. Denn nicht jeder Abnehmwillige kann die Grundregeln umsetzen, selbst wenn er es wollte. Mit einer entsprechenden Zufuhr von mikrobiomaktiven Flavanonen aber kann das nicht nur gelingen, sondern lässt sich auch problemlos in den Alltag integrieren.Für die meisten ist ja nicht die Diät an sich das Problem. Das Dauerhafte ist für sie häufig nicht praktikabel. In jedem Fall gilt: Auch nur einige wenige verlorene Kilogramm sowie die Absicherung eines solchen Diäterfolgs tun dem Körper bereits viel Gutes.

94   Rosa Direito et al. Phenolic Compounds Impact on Rheumatoid Arthritis, Inflammatory Bowel Disease and Microbiota Modulation. Pharmaceutics. 2021 Feb; 13(2): 145.

95   Heinsen F.A. et al. Beneficial Effects of a Dietary Weight Loss Intervention on Human Gut Microbiome Diversity and Metabolism Are Not Sustained during Weight Maintenance. Obes Facts (2016), 9: 379–391.

96   M.L.Y. et al. Influence of functional food components on gut health. Crit Rev Food Sci Nutr (2019), 59(12):1927-1936.

97   Lorenz, V. and Axt-Gadermann, M. Einfluss eines Synbiotikums auf den Gewichtsverlauf. Ernährung & Medizin (2018), 33: 29–34.

8

Oxidativer Stress

Viele lebensbedrohende
Zivilisationskrankheiten
müssen nicht sein

und
Entzündungen

Oxidativer Stress und Entzündungen
Viele lebensbedrohende Zivilisationskrankheiten müssen nicht sein

Chronische, nicht übertragbare Krankheiten stellen die häufigste Todesursache in der modernen Welt dar. Vor allem in den am stärksten industrialisierten Ländern sind Fettleibigkeit, Diabetes, Krebs, Herz-Kreislauf- und chronische Atemwegs- sowie neurologische Erkrankungen in dieser traurigen Bilanz zu finden. Übermäßiger oxidativer Stress und permanente Entzündungen sind ursächlich für Beginn und Fortschreiten dieser Krankheiten.[98] Sie werden deshalb als chronisch-entzündliche Erkrankungen eingestuft und haben als Folge von übermäßigem Konsum von sehr fett- und/oder zuckerreichen Produkten, aufgrund von Stress und körperlicher Inaktivität exponentiell zugenommen.[99,100,101] Zwischen 2005 und 2015 stieg die Zahl der Todesfälle durch entzündliche Krankheiten global von 65 auf 71 Prozent. Krebs war 2005 für 14 Prozent der Todesfälle verantwortlich, 2015 für 16 Prozent.[102] Bis 2015 gab es weltweit knapp 18 Millionen Krebsfälle, und fast neun Millionen Menschen sind im selben Jahr an Krebs gestorben, wobei die Zahl der Krebserkrankungen zwischen 2005 und 2015 um 33 Prozent zunahm. Viele Länder haben auf diese Gesundheitsbedrohung reagiert. So gibt es eine politische Erklärung der Vereinten Nationen (UN) zur Prävention und Kontrolle von chronischen Entzündungskrankheiten.[103] Die Weltgesundheitsorganisation (WHO) hat einen globalen Aktionsplan zur Verhütung und Kontrolle von nicht-übertragbaren

98 Camps J. and García-Heredia A. Introduction: oxidation and inflammation, a molecular link between non-communicable diseases. Adv Exp Med Biol. (2014), 824:1-4.

99 Health effects of dietary risks in 195 countries, 1990-2017: a systematic analysis for the Global Burden of Disease Study 2017. GBD 2017 Diet Collaborators. Lancet. (2019), 393(10184):1958-1972.

100 Clague J., Bernstein L. Physical activity and cancer. Curr Oncol Rep. (2012),14(6):550-8.

101 Wolk A. Potential health hazards of eating red meat. J Intern Med. (2017), 281(2):106-122.

102 Global, regional, and national life expectancy, all-cause mortality, and cause-specific mortality for 249 causes of death, 1980-2015: a systematic analysis for the Global Burden of Disease Study 2015. GBD 2015 Mortality and Causes of Death Collaborators. Lancet. (2016), 388(10053):1459-1544.

103 Assembly U.G. High Level Meeting on Prevention and Control of Non-Communicable Diseases. UN General Assembly; New York, NY, USA: 2011.

Krankheiten für 2013 bis 2020 erstellt[104] und die Integration von nicht-übertragbaren Krankheiten in die Ziele für nachhaltige Entwicklung für 2030 realisiert.[105] Nach Angaben der WHO hätten viele vorzeitige Todesfälle aufgrund von inflammatorischen Krankheiten durch gesunde Essgewohnheiten verhindert werden können.[106] Es wird vermutet, dass ernährungsphysiologische Maßnahmen Entzündungen und oxidativen Stress senken und so eine spürbare Abnahme der mit diesen Krankheiten verbundenen Symptome und sogar der Sterblichkeit ermöglichen. Obst und Gemüse sind dabei die Hauptressourcen für Vitamine und aktive Phenolverbindungen wie beispielsweise Flavonoide, die den Schutz fördern würden.[107,108] Epidemiologische Studien haben immer

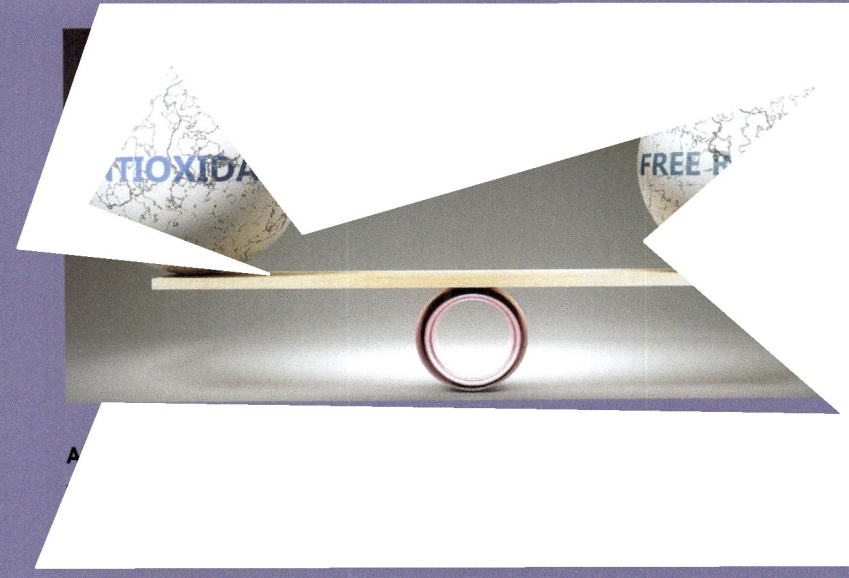

104   WHO. Global Action Plan for the Prevention and Control of Noncommunicable Diseases 2013–2020. World Health Organization; Geneva, Switzerland: 2013.

105   WHO. World Health Statistics 2016: Monitoring Health for the SDGs Sustainable Development Goals. World Health Organization; Geneva, Switzerland: 2016.

106   Beaglehole R. et al. NCD Countdown 2025: accountability for the 25 × 25 NCD mortality reduction target. Lancet. (2014), 384(9938):105-7.

107   OECD. Health at a Glance. Europe OECD Publishing; Paris, France: 2014. pp. 1–142.

108   Rodríguez-García C. et al. Dietary Flavonoids as Cancer Chemopreventive Agents: An Updated Review of Human Studies. Antioxidants (Basel). (2019), 18; 8(5).

wieder gezeigt, dass eine ausgewogene Ernährung, die reich an Obst und Gemüse sowie Vollkornprodukten ist, stark mit einem reduzierten Risiko der Entwicklung von Krankheiten einhergeht.[109,110]

Was genau aber verbirgt sich eigentlich hinter oxidativem Stress? Eine bedeutende Rolle spielen sogenannte freie Sauerstoffradikale (ROS). Sie nehmen in der Atmungskette in den Mitochondrien grundsätzlich wichtige Funktionen ein und sind so notwendig zur Energieerzeugung, Regulierung des Zellwachstums oder wichtiger Signalwege im Körper.[111] Sie entstehen beim Zellstoffwechsel, insbesondere bei der Verwertung von Fetten, oder werden bei einer chronischen Immunantwort frei. Unter normalen Umständen sind die Produktion der ROS und somit der oxidative Stress unter Kontrolle des antioxidativen Systems, sodass nur benötigte Mengen ohne ungewollte Nebeneffekte reagieren können. Wird jedoch zusätzlich viel ROS durch externe Quellen erzeugt, zum Beispiel durch Umweltgifte, zu denen Luftverschmutzungen, Zigarettenrauch und auch Medikamente gezählt werden, und kommen eventuell noch ROS-produzierende Krankheiten wie nicht-alkoholische Fettleber (NAFLD), rheumatoide Arthritis und Krebs hinzu, kann zu viel oxidativer Stress entstehen, also ein Überangebot an reaktiven Sauerstoffverbindungen. Die Folge sind Entzündungsreaktionen – ob akut oder chronisch –, die ihrerseits wiederum an einer Produktion der reaktiven Sauerstoffspezies beteiligt sind[112] und so an der Aufrechterhaltung oxidativer und entzündlicher Belastungen teilnehmen. Eine akute Entzündung als Abwehrmechanismus des Körpers muss normalerweise selbstregulierend sein. Wird sie chronisch und werden entzündungsunterstützende Substanzen anhaltend frei, kann das Schäden an Geweben und biologischen Makromolekülen nach sich ziehen.[113] Das ist bei unausgewogenem oxidativem Stress der Fall. Er ist für die hohe Produktion freier Radikale verantwortlich, die vom antioxidativen System des Körpers nicht vollständig neutralisiert und entfernt werden können.

109   Willett W.C. Balancing life-style and genomics research for disease prevention. Science. (2002), 26; 296(5568):695-8.

110   Temple N.J. Antioxidants and disease: More questions than answers. Nutr. Res. (2000), 20:449–459. doi: 10.1016/S0271-5317(00)00138-X

111   Rajadurai M, et al. Naringin ameliorates mitochondrial lipid peroxides, antioxidants and lipids in isoproterenol induced myocardial infarction in Wistar rats. Phytother. Res. 2009; 23:358-362.

112   Pan, M.H. et al. Modulation of inflammatory genes by natural dietary bioactive compounds. J Agric Food Chem. 2009 Jun 10; 57(11):4467-77.

113   Roda J.M. et al. The Cellular Component of Chronic Inflammation. Chronic Inflamm. (2012), 21–34. doi: 10.1201/b12696-4.

Die daraus resultierenden Schäden begünstigen die Entwicklung von Erkrankungen. Der Körper kann einer ROS-Erhöhung auf unterschiedliche Weise begegnen, beispielsweise durch Enzyme wie Katalase, Superoxid-Dismutase, Glutathione Dismutase und Glutathione Peroxidase. Auch antioxidativ wirkende körpereigene Moleküle wie Harnsäure, Glutathione, Transferrin, Ferritin, Albumin und Bilirubin sowie nicht-proteinogene Antioxidantien wie Vitamin C, Vitamin A, Karotinoide, Selen, Zink, Taurin, Ubiquitin und eben Flavonoide können ROS neutralisieren. Entscheidend für die Gesundheit aber ist das Gleichgewicht.[114] Gerade mikrobiomaktive Flavanone haben eine sehr hohe antioxidative Wirkung und können vorhandene Entzündungen regenerieren. Sie wirken dadurch leberschützend, krebsvorbeugend und unterstützen das Herz-Kreislauf-System.[115] Mikrobiomaktive Flavanone erhöhen die Aktivität des Enzyms Superoxid-Dismutase (SOD)[116], das wiederum das bei normalen Stoffwechselprozessen wie der Atmungskette entstehende reaktive Superoxid schnell entfernt. Bei Unterfunktion der SOD kann es zur Zerstörung von Zellstrukturen kommen, die teilweise nicht mehr rückgängig gemacht werden kann. Aber mikrobiomaktive Flavanone regulieren nicht nur die Aktivität der zur Bekämpfung von Radikalen zuständigen Enzyme. Sie können auch selbst als Radikalfänger die Anhäufung schädlicher Radikale verhindern.[117] Die antioxidativen Eigenschaften sind in der molekularen Struktur der mikrobiomaktiven Flavanone verankert – und machen sie dadurch gleich doppelt wertvoll.

Freie Radikale sind auch – direkt oder indirekt – an Entzündungen beteiligt. Eine Entzündung ist zunächst einmal die Immunreaktion auf einen schädigenden Reiz mit dem Ziel, den Körper gegen Bakterien, Viren und andere Krankheitserreger zu schützen und die Voraussetzungen für einen Heilungsprozess zu schaffen. Entzündungen können Symptome wie Rötungen, Eiter,

114   Fang Y. Z. et al. Free radicals, antioxidants, and nutrition. Nutrition. (2002), 18(10):872-9.

115   Benavente-García O. and Castillo J. Update on uses and properties of citrus flavonoids: new findings in anticancer, cardiovascular, and anti-inflammatory activity. J Agric Food Chem. (2008), 56(15):6185-205.

116   Ren, B. et al. Apigenin and naringenin regulate glucose and lipid metabolism, and ameliorate vascular dysfunction in type 2 diabetic rats. Eur J Pharmacol. (2016), 773:13-23. doi: 10.1016/j.ejphar.2016.01.002.

117   Cavia-Saiz M, et al. Antioxidant properties, radical scavenging activity and biomolecule protection capacity of flavonoid naringenin and its glycoside naringin: a comparative study. J Sci Food Agric. 2010; 90(7):1238- 44.

Hitze, Schwellung und Schmerzen hervorrufen.[118] Mittlerweile ist bekannt, dass Entzündungsprozesse, wenn sie chronisch werden, am Anfang einer Reihe von Krankheiten stehen. Der Körper bekämpft die Infektion oder Verletzung durch Erhöhung der Gefäßdurchlässigkeit und Blutversorgung, wodurch vermehrt Leukozyten zur geschädigten Stelle gelangen können. Die weißen Blutkörperchen gehören zum Immunsystem und haben spezielle Aufgaben in der Abwehr von Krankheitserregern und körperfremden Stoffen. Diese bestimmte Art der Immunantwort hilft dem Körper, Krankheitserreger abzuwehren und den Heilungsprozess von verletztem Gewebe in Gang zu setzen. Der Vorgang wird als akute Entzündung bezeichnet. Freie Radikale sind immer an dieser Immunantwort beteiligt, bei der ebenso unterschiedliche Proteinkomplexe, auch Transkriptionsfaktoren genannt, aktiviert werden. Die wiederum steuern die Zellantwort auf einen äußeren Reiz. Sogenannte proinflammatorische Transkriptionsfaktoren sind beispielsweise Zytokine, Interleukine (IL) oder der Tumornekrosefaktor (TNF-α). Sie verstärken die Entzündungsreaktion und halten sie am Laufen.[119]

Ein Beispiel für eine chronische und wiederkehrende entzündliche Erkrankung der Dickdarmschleimhaut ist die Colitis Ulcerosa, an der in Europa jährlich pro 100.000 Bewohner fünf bis 25 Menschen neu erkranken.[120] Auch die rheumatoide Arthritis gehört in diese Gruppe. Die Gelenkerkrankung tritt immer häufiger auf und hat inzwischen ein Prozent der Weltbevölkerung erreicht.[121] Andere Studien haben gezeigt, dass chronische Entzündungen ein Vorläufer der Wachstumsprozesse bei Tumoren sind. Es wurden viele Krebsarten gefunden, die erst aufgrund einer entzündlichen Mikroumgebung entstanden sind. Vor diesem Hintergrund bieten naturbelassene entzündungsbegleitende Substanzen eine gute Möglichkeit für therapeutischen oder präventiven Einfluss.[122] Mikrobiomaktive Flavanone zum Beispiel wirken sich erleichternd auf Entzündungsreaktionen aus, indem sie auch dabei zwischen den Zellen über gleich mehrere Signalpfade wirken. Gerade präventiv können

118   Yoon J.H.and Baek S.J. Molecular targets of dietary polyphenols with anti-inflammatory properties. Yonsei Med J. (2005), 46(5):585-96.

119   Huang M.T. et al. Inflammatory Process and Molecular Targets for Antiinflammatory Nutraceuticals. Compr Rev Food Sci Food Saf. (2004), 3(4):127-139.

120   Rogler G. Medical management of ulcerative colitis. Dig Dis.(2009), 27(4):542-9.

121   Tobón G. J. et al. The environment, geo-epidemiology, and autoimmune disease: Rheumatoid arthritis. J Autoimmun. 2010 Aug; 35(1):10-4.

122   Ognjanovic S. and Hainaut P. Inflammation in Carcinogenesis. Compr. Toxicol. (2010), 2:401–415. doi: 10.1016/b978-0-08-046884-6.01420-2

mikrobiomaktive Flavanone ausgesprochen sinnvoll angewendet werden. Chronische Krankheiten wie Krebs, Lungen-, Herz-Kreislauf-, Autoimmun- und neurologische Erkrankungen sowie Diabetes weisen das gleiche Bild einer erhöhten Entzündungsreaktion auf. Diese wird oft in einem sehr frühen Stadium der Erkrankungen beobachtet, noch bevor diese diagnostiziert werden.[123] Deswegen sind beispielsweise die antientzündlichen Eigenschaften der Flavanone für ein gesundes Altern so wichtig. Wenn das Immunsystem im Alter nachlässt, vervielfachen sich nämlich die negativen Folgen der Entzündungen. Auch Übergewicht und in möglicher Folge Diabetes werden durch Entzündungssymptome begleitet.[124] Das Bauchfettgewebe stark übergewichtiger Menschen ist chronisch entzündet, was wiederum die Insulinresistenz und den Typ-2-Diabetes fördert. Eine solche Entzündung gilt außerdem als einer der Faktoren, die das Krebsrisiko übergewichtiger Menschen steigern. Mikrobiomaktive Flavanone haben durch ihre erhöhte Bioverfügbarkeit und den Dreifacheffekt das Potenzial, Entzündungen in ihrer Entstehung zurückzubilden. Die zugrunde liegenden Wirkungsmechanismen der Flavanone von In-vitro- und In-vivo-Studien sind bereits bekannt.[125] Sie hemmen zentrale Moleküle wie IL-6 und TNFα[126], die wiederum auf sogenannte Entzündungspromotoren einwirken und auf diese Weise das Fortschreiten entzündlicher Prozesse stoppen können. Bei IL-6 wird aktuell eine pathogenetische Rolle beim metabolischen Syndrom diskutiert, einer Kombination mehrerer Risikofaktoren wie Bauchfett, Blutzucker und Blutdruck, die zur Entstehung gefährlicher Krankheiten beitragen können. IL-6 ist dabei zwar nur leicht, aber chronisch erhöht. Medikamente, die spezifisch IL-6 blockieren, helfen auch gegen bestimmte Formen des Rheumas und werden aktuell gegen eine entzündliche Colitis Ulcerosa getestet. Der Tumornekrosefaktor TNF-α ist ein multifunktionaler Signalstoff des Immunsystems, der bei lokalen und systemischen Entzündungen beteiligt ist. Seine wichtigste Funktion ist, die Aktivität verschiedener Immunzellen zu regeln. TNF-α ist an der Entstehung chronisch

123 Santangelo C. et al. Polyphenols, intracellular signalling and inflammation. Ann Ist Super Sanita. (2007), 43(4):394-405.

124 Zhang, P. et al. Oxidative stress and diabetes: antioxidative strategies, Front Med. (2020), 14(5):583-600. doi: 10.1007/s11684-019-0729-1.

125 Gandhi, G.R. et al. Citrus Flavonoids as Promising Phytochemicals Targeting Diabetes and Related Complications: A Systematic Review of In Vitro and In Vivo Studies. Nutrients. (2020), 12(10): 2907.

126 Mahmoud A.M. et al. Hesperidin and naringin attenuate hyperglycemia-mediated oxidative stress and proinflammatory cytokine production in high fat fed/ streptozotocin-induced type 2 diabetic rats. J. Diabetes Complicat. (2012), 26:483-490. doi: 10.1016/j.jdiacomp.2012.06.001

entzündlicher Darmkrankheiten wesentlich beteiligt. Die TNF-α-Bildung im Fettgewebe soll zudem zur Entstehung einer Fettleberhepatitis und zur Senkung der Insulinempfindlichkeit entscheidend beitragen.[127],[128] Medikamente, die die Wirkung von TNF-α unterdrücken, spielen eine zunehmende Rolle in der Behandlung chronisch entzündlicher Erkrankungen, beispielsweise der rheumatoiden Arthritis, der Psoriasisarthritis, dem Morbus Bechterew, dem Morbus Crohn und der Colitis Ulcerosa.

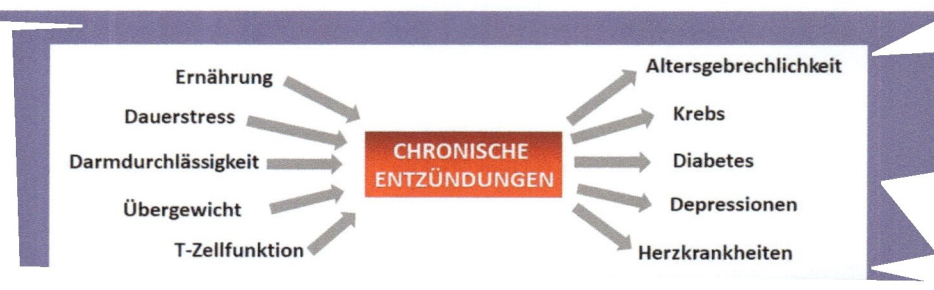

127 Hotamisligil G.S. et al. Adipose expression of tumor necrosis factor-alpha: direct role in obesity-linked insulin resistance. Science. (1993), 259(5091):87-91.

128 Hotamisligil G.S.and Spiegelman B.M. Tumor necrosis factor alpha: a key component of the obesity-diabetes link. Diabetes. (1994), 43(11):1271-8.

9

Das Mikrobiom

altert mit

Das Mikrobiom altert mit
Haben mikrobiomaktive Flavanone das Zeug zum Jungbrunnen?

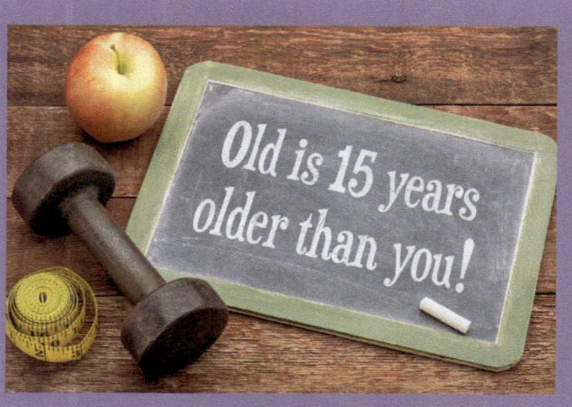

Abbildung 15: Gilt immer! Oder anders ausgedrückt: Das Ziel ist jung zu sterben aber über 100 Jahre zu leben.

Im fortschreitenden Alter verändert sich das Darmmikrobiom, auffällig ist der Verlust der nützlichen, sogenannten kommensalen Mikroben. Faktoren wie Ernährung, Medikamente, eine im Alter vorwiegend sitzende Lebensweise und chronische Erkrankungen beeinflussen Häufigkeit und Aktivität dieser Mikroben. Eine typische Veränderung im Mikrobiom ist ein Verlust der Diversität. Das wiederum kann mit der Darmgesundheit im Zusammenhang stehende Begleiterkrankungen begünstigen. Das Mikrobiom von älteren Menschen wird von den sogenannten Proteobakterien dominiert, welche bei gesunden Erwachsenen nur etwa 16 Prozent der Arten ausmachen sollten. Proteobakterien umfassen auch potenziell krankheitsauslösende Bakterienarten wie Escherichia und Shigella. Die bei älteren Menschen auftretenden Veränderungen im Mikrobiom schädigen das Gleichgewicht im Darm und schaffen eine entzündungsfördernde Umgebung, die typische Alterserscheinungen wie beispielsweise eine altersbedingte eingeschränkte Immunreaktion auf Krankheitserreger hervorruft. Die Zusammenhänge zwischen Alterungsprozessen und auftretenden mikrobiellen Dysbiosen mit den typischen Folgen wie Darmdurchlässigkeit, Entzündung und abnehmender Immunfunktion können als therapeutischer Ansatz dienen, um die tickende Immunalterungsuhr anzuhalten oder wenigstens zu entschleunigen – und damit eine möglicherweise insgesamt gute Gesundheit im Alter zu unterstützen.[129] Studien haben ergeben, dass die Vielfalt der Bakterienarten sogar im Alter zunimmt[130] beziehungsweise eine abnehmende Vielfalt durch das Wachsen gesundheitsfördernder, weniger dominanter Arten wie Akkermansia, Bifidobacterium und Christensenellaceae ausgeglichen werden kann[131].

Vergleichende Untersuchungen an gesund gealterten Menschen in China und Italien zeigten trotz aller Unterschiede hinsichtlich Genetik, Ernährung und Umweltbedingungen auffällige Gemeinsamkeiten bestimmter Bakterienarten wie die kurzkettigen Fettsäuren produzierenden Bakterien Akkermansia spp. und Clostridien XIVa.[132] Diese werden durch mikrobiomaktive Flavanone vermehrt zum Wachsen angeregt und sind möglicherweise für ein gesundes Altern verantwortlich. Von Kausalitäten zu sprechen ist allerdings auch in diesem Zusammenhang noch zu früh.

Dass das Mikrobiom insbesondere durch die im Alter vermehrt auftretenden permanenten Entzündungsreaktionen beeinflusst wird, hat einen einleuchtenden Grund: Entzündungen produzieren reaktive Sauerstoffradikale, die viele im Darm lebende Mikroorganismen nicht vertragen. Strikt anaerob, also ohne Sauerstoffkontakt lebende Bakterien wie die Firmicutes werden dadurch inaktiviert, Proteobakterien wiederum, denen Sauerstoff nichts ausmacht, begünstigt. Das ist vermehrt bei Älteren zu beobachten.[133] Schädliche Keime wie Enterobacteriaceae, Enterococcaceae und Staphylococcaceae können in den entzündlichen Bedingungen gedeihen, weil sie gegenüber den freien Sauerstoffradikalen (ROS) tolerant sind und daher weiterhin Entzündungsreaktionen fördern.[134]

129 Conway, J. and Duggar, N. A. Ageing of the gut microbiome: potential influences on immune senescence and inflammageing. Ageing Res Rev. (2021),101323. doi: 10.1016/j.arr.2021.101323.

130 Santoro, A. et al. Gut microbiota changes in the extreme decades of human life: a focus on centenarians. Cell Mol Life Sci. 2018; 75(1): 19–148.

131 Singh, H. et al. Gastro-intestinal and oral microbiome signatures associated with healthy aging. Geroscience (2019);41(6):907--91. doi: 10.1007/s11357-019-00098-8.

132 Kong, F. et al. Identification of gut microbiome signatures associated with longevity provides a promising modulation target for healthy aging. Gut Microbes. 2019; 10(2): 20–215.

133 Candela M., Biagi E., Brigidi P., et al. Maintenance of a healthy trajectory of the intestinal microbiome during aging: a dietary approach. Mech Ageing Dev. 2014;136–137:70–75. doi: 10.1016/j.mad.2013.12.004.

134 Round J. L. and Mazmanian S. K. The gut microbiota shapes intestinal immune responses during health and disease. Nat Rev Immunol. 2009;9:313–323. doi: 10.1038/nri2515.

Die typische Gebrechlichkeit älterer Menschen hängt also mit einer abnehmenden Vielfalt im Darmmikribiom zusammen, wobei erhöhte Arten von Eubacterium dolichum und Eggerthella lenta im Zusammenhang mit sinkenden Faecalibacterium prausnitzii als ein Muster für die Anfälligkeit bei Altersgebrechlichkeit gesehen werden.[135] Bei Menschen, die ein Alter von 100 Jahren erreicht haben und somit über eine ungewöhnlich gute Gesundheit verfügen, wurde festgestellt, dass das Mikrobiom immer noch von Firmicutes und Bacteroidetes dominiert wird und nicht von den Proteobakterien. Allerdings ändern sich die Anteile einzelner Firmicutes-Arten. Die kurzkettigen Fettsäuren produzierenden Clostridium XIVa sinken, während Bacillus-Arten zunehmen. Diverse Produzenten von Butyrat – einer Art Energielieferant für Darmzellen – sind reduziert, während andere Arten häufiger zu finden sind und ein mögliches Muster für Langlebigkeit darstellen.[136]

Das Mikrobiom ist ein dynamisches Gebilde, das in den einzelnen Lebensphasen permanenten, tiefgreifenden Änderungen unterliegt. Doch manchmal entstehen Fehlanpassungen, die Immundefizite oder Entzündungen auslösen und sich wiederum negativ auf die Darmgemeinschaft auswirken können. Ein entzündlicher Teufelskreislauf trägt maßgeblich zu Alterskrankheiten und Gebrechlichkeit bei.[137],[138] Das Mikrobiom sollte bei Menschen zwischen 30 und 70 Jahren relativ stabil bleiben.[139] Der Grundstein für ein diverses Mikrobiom im Alter sollte allerdings nicht erst mit 70 Jahren gelegt werden, sondern bereits zwischen 40 und 50 Jahren. Mikrobiomaktive Pflanzenstoffe sind hierfür besonders geeignet, weil sie eine hohe antientzündliche Wirkung haben und viele von den »guten« Bakterien wachsen lassen, die häufig bei Über-100-Jährigen erhöht sind.

135   Jackson M. et al. Signatures of early frailty in the gut microbiota. Genome Med. 2016;8:8. doi: 10.1186/s13073-016-0262-7.

136   Biagi E, Nylund L, Candela M, et al. Through ageing, and beyond: gut microbiota and inflammatory status in seniors and centenarians. PLoS One. 2010;5(5):e10667. doi: 10.1371/journal.pone.0010667.

137   Woodmansey EJ. Intestinal bacteria and ageing. J Appl Microbiol. (2007);102: 1178–1186. doi: 10.1111/j.1365-2672.2007.03400.x.

138   Buford TW. (Dis)Trust your gut: the gut microbiome in age-related inflammation, health, and disease. Microbiome. 2017;5(1):80. doi: 10.1186/s40168-017-0296-0.

139   Biagi E. et al. Through ageing, and beyond: gut microbiota and inflammatory status in seniors and centenarians. PLoS One. (2010); 5(5):e10667.

Auch gegen **Osteoporose** wirkt mikrobiomaktives Naringenin. Bei diesem altersbedingten Knochenschwund wird zunehmend Knochengewebe abgebaut, die Knochen können dadurch leichter brechen. Osteoporose ist bislang nicht heilbar, umso wichtiger ist frühzeitiges Gegensteuern. Anderenfalls schreitet der Knochenschwund immer weiter fort, zunehmende Schmerzen und vermehrte Knochenbrüche sind die Folge. Frauen haben im Vergleich zu Männern ein nahezu doppelt so hohes Osteoporoserisiko. Das liegt vor allem an einem durch die Wechseljahre bedingten Mangel am Geschlechtshormon Östrogen, das die Knochen schützt. Außerdem ist das Knochensystem bei Frauen von Natur aus feiner gebaut. Nieren-, Leber- und Darmerkrankungen sowie Hormon- und Stoffwechselkrankheiten können außerdem Osteoporose verursachen. In der traditionell chinesischen Medizin wird das Naringenin als Inhaltsstoff des Drynariawurzelstocks Gusuibu gegen Osteoporose eingesetzt. Naringin und Naringenin wirken der verringerten Aktivierung des Estrogen-Rezeptors β während der Menopause entgegen.[140] Auch andere Studien beschreiben den aufbauenden Effekt von Naringenin bei Knochen und Zähnen.[141]

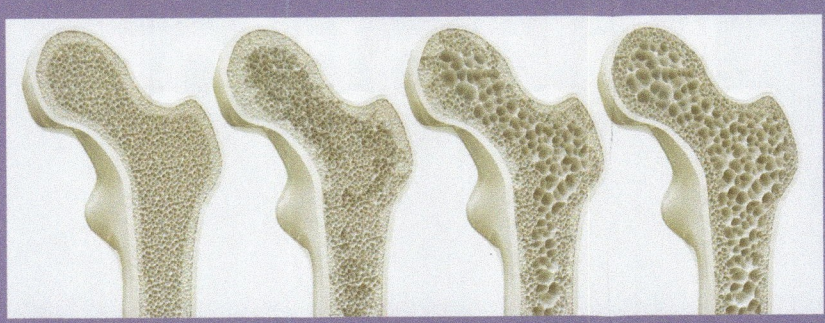

Abbildung 16: Zunehmender Abbau des Knochengewebes bei Osteoporose. Vorbeugung ist aufgrund fehlender Therapien wichtig.

140 Guo, D. et al. Double directional adjusting estrogenic effect of naringin from Rhizoma drynariae (Gusuibu). J Ethnopharmacol. 2011 Nov 18;138(2):451-7. doi: 10.1016/j.jep.2011.09.034.

141 Rivoira, M. A., et al. New Perspectives in the Pharmacological Potential of Naringin in Medicine Current Medicinal Chemistry (2020), DOI: 10.2174/0929867327666200604171351.

10

Mikrobiom

und
Immunsystem

Mikrobiom und Immunsystem
Vielfalt ist der große Trumpf – auch bei Covid-19

Der Darm ist eng mit dem Immunsystem verzahnt. Alles, was über den Darm, also von außen, in den Körper gelangt, muss vorher vom Immunsystem auf Verträglichkeit untersucht werden. Dazu gehören alle Arten von Bakterien, die die Darmbarriere nicht überwinden dürfen. Die Darmbakterien stimulieren permanent die im Darm ansässigen Immunzellen und bilden so Schutzfaktoren gegen sämtliche Eindringlinge. Immunsystem und Darmmikrobiom interagieren ständig miteinander, um die gesunde Balance des Darms aufrechtzuerhalten. Sie vermindern die Bildung von Entzündungsbotenstoffen, indem sie schädliche Bakterien verdrängen. Einige nützliche Darmbakterienarten produzieren die kurzkettigen Fettsäuren SCFA, die eine entzündliche Kaskade aufhalten. Dazu gehören zum Beispiel Butyrat, Propionat und Acetat, die im Darm nach der Zuführung von Ballaststoffen hergestellt werden. Die kurzkettigen Fettsäuren SCFA gelten aufgrund ihrer Förderung der sogenannten Immunhomöostase als wichtig für die Gesundheit, die auch ein gesundes Gleichgewicht beschreibende Homöostase kann wiederum auch vor Darmkrebs schützen.

Veränderungen in der Mikrobiomzusammensetzung führen zu einer Störung der Abläufe des Immunsystems und fördern chronische Entzündungen, die auch zur Tumorentwicklung beitragen können.[142] Therapien mit zugeführten SCFA (Postbiotika) können Entzündungen bei Darmerkrankungen reduzieren und dadurch möglichen Folgeerkrankungen vorbeugen.[143]

Geht die Bakterienvielfalt durch ein Ungleichgewicht im Darm zwischen »guten« und »schlechten« Bakterien zurück und fehlen überdies Arten, die SCFA als positive Signale herstellen, können an unterschiedlichen Stellen im Körper Probleme auftreten. Mikroorganismen im Darm und ihre giftigen Stofwechselprodukte können über das Kreislaufsystem in andere Körperregionen gelangen und dort ein Ungleichgewicht im physiologischen Zustand herbeiführen.

---

142 Yin, R. et al. Gut Microbiota, Dietary Phytochemicals, and Benefits to Human Health. Current Pharmacology Reports (2019), 5(2) DOI: 10.1007/s40495-019-00196-3.

143 Campos-Perez, W. and Martinez-Lopez, E. Effects of short chain fatty acids on metabolic and inflammatory processes in human health. Biochim Biophys Acta Mol Cell Biol Lipide (2021), 1866(5):158900

Bei älteren Menschen wird das Immunsystem schwächer. Das gilt sowohl für die erworbene als auch für die angeborene Immunität. Die für das Immunsystem wichtigen Thymuszellen, auch T-Zellen genannt, werden in geringerem Maße produziert und können zudem schlechter auf neue Erreger reagieren. Außerdem reduzieren sich die Antikörper produzierenden Leukozyten, Killerzellen und die ebenfalls zu den Leukozyten gehörenden neutrophilen Granulozyten. Ältere Menschen sind im Bezug auf Infektionskrankheiten insgesamt einem erhöhten Risiko ausgesetzt[144], hinzu kommt eine nachlassende Wirksamkeit von Impfungen. So verringert sich beispielsweise die Effizienz einer Influenzaimpfung von 70 bis 90 Prozent bei jungen gesunden auf 17 bis 53 Prozent bei älteren Menschen.[145] Im Zusammenhang mit der neuen, globalen Corona-Pandemie Covid-19 haben ältere Menschen ein signifikant höheres Risiko, schwer zu erkranken.[146] Interventionen über das Mikrobiom sind eine gute Möglichkeit, diese Bevölkerungsgruppe gegen kursierende Erreger zu schützen.[147]

Für Kinder, deren Immunsysteme sich ausbilden und festigen sollen, ist der Kontakt mit fremden Bakterienkulturen besonders wichtig. Denn auf diese Weise bauen sie eine gesunde Darmflora auf, die sie beispielsweise vor Allergien und Autoimmunerkrankungen schützt. Das Phänomen, dass auf Bauernhöfen aufwachsende Kinder seltener an Allergien oder Asthma erkranken als Stadtkinder, ist schon länger bekannt und wird bislang als Hygienehypothese bezeichnet. Der Grund für dieses Phänomen könnte also im Darm und der Mikrobenvielfalt liegen. Die Heranbildung des Immunsystems ist untrennbar mit der Reifung der Mikrobiota im Darm verbunden: Je vielfältiger das Umweltmikrobiom, desto vielfältiger die Darmflora der Kinder. Damit einher wiederum geht eine höhere Schutzwirkung vor chronisch-entzündlichen Erkrankungen der Atemwege. Sogar Lungenentzündungen können ihren Ursprung im Darm

144 Agarwal, S. and Busse, P. J. Innate and adaptive immunosenescence. Ann. Allergy Asthma Immunol. 2010, 104, 183–190.

145 Goodwin, K. et al. Antibody response to influenza vaccination in the elderly: A quantitative review. Vaccine 2006, 24, 1159–1169.

146 WHO – —Wrld Health Organization . COVID, W.H.O. Strategy Update. —1 April 2020. World Health Organization; Geneva, Switzerland: 2020. 19AD.

147 Akatsu, H. Exploring the Effect of Probiotics, Prebiotics, and Postbiotics in Strengthening Immune Activity in the Elderly. Vaccines 2021, 9, 136.

haben, wie eine Studie über die Darm-Lungen-Achse berichtet[148] (siehe Kapitel 12).

Das Immunsystem braucht eine permanente Auseinandersetzung mit Bakterien, Pilzen und Viren. Für die Stärkung des Immunsystems sind die Maßnahmen zur Eindämmung der Corona-Pandemie eher kontraproduktiv – gerade auch bei Kindern. Beispielsweise die AHA-Regeln – Abstand halten, Hygiene beachten inklusive ständiger Desinfektion sowie das Tragen einer Maske im Alltag – beeinflussen den Kontakt zu anderen Mikroorganismen. Dabei sind längst nicht alle Mikroorganismen gefährlich. Ganz im Gegenteil: Einige sind sogar sehr nützlich für den Menschen. Das gilt auch für die Haut, die ein eigenes Mikrobiom besitzt und durch ständiges Waschen und Desinfizieren in ihrem Gleichgewicht gestört wird. Sie steht aber auch über die Darm-Haut-Achse[149] in Wechselwirkung mit dem Darm. Mikroorganismen sind also in zweifacher Hinsicht wichtige Teile der Hautbarriere. Bei ständigen Hygienemaßnahmen hat die Hautflora nicht genug Zeit zur Regeneration und gerät aus der Balance. Die Barrierefunktion der Haut ist gefährdet. Hygiene trägt zum Gesundheitsschutz bei. Zu viel Hygiene allerdings, das Abtöten also möglichst vieler Bakterien, ist für Gesunde jedoch nicht erforderlich und möglicherweise sogar schädlich.

Covid-19 ist vor allem eine Erkrankung der Atemwege mit Fieber, Husten und Atembeschwerden als häufige Symptome. Doch auch der Darm scheint eine wichtige Rolle zu spielen.[150] So leiden SARS-CoV-2-Infizierte auch unter Übelkeit, Erbrechen und Durchfall, was auf einen schwereren Verlauf hinzudeuten scheint. Bisher hat sich gezeigt, dass die Diversität der Darmmikrobiota bei Covid-19-Patienten reduziert ist. Insbesondere nützliche Arten verschwinden, gesundheitsschädigende Spezies wie Ruminococcus gnavus, Ruminococcus torques und Bacteroides dorei reichern sich hingegen an. Unterrepräsentiert waren Faecalibacterium prausnitzii, Eubacterium rectale sowie Bifidobakterien, Arten also, die sich förderlich auf die Darmbarriere auswirken

148 eng, X. et al. Review on the Pharmacokinetic Properties of Naringin and Its Therapeutic Efficacies in Respiratory Diseases. Mini-Reviews in Medicinal Chemistry, 2020, 20, 286--23.

149 Colucci, R. and Moretti, S. Implication of Human Bacterial Gut Microbiota on Immune-Mediated and Autoimmune Dermatological Diseases and Their Comorbidities: A Narrative Review. Dermatol Ther. (2021) doi: 10.1007/s13555-021-00485-0. Online ahead of print.

150 Rajput, S. et al. COVID-19 and Gut Microbiota: A Potential Connection. Indian J Clin Biochem. (2021), 21;1-12 doi: 10.1007/s12291-020-00948-9.

und entzündungshemmend sind.[151],[152] Vier unterschiedliche Bacteroidetes-Spezies, die zumindest bei Mäusen die Bildung des Proteins ACE2 im Darm herunterregulieren, standen in einem negativen Zusammenhang mit einem SARS-CoV-2-Befall des Darms. Den Rezeptor ACE2 benutzt das Virus, um in die Zelle einzudringen und sich dann zu vermehren. Lagen diese Bakterien im Überfluss vor, war die Zahl der Viren gering.

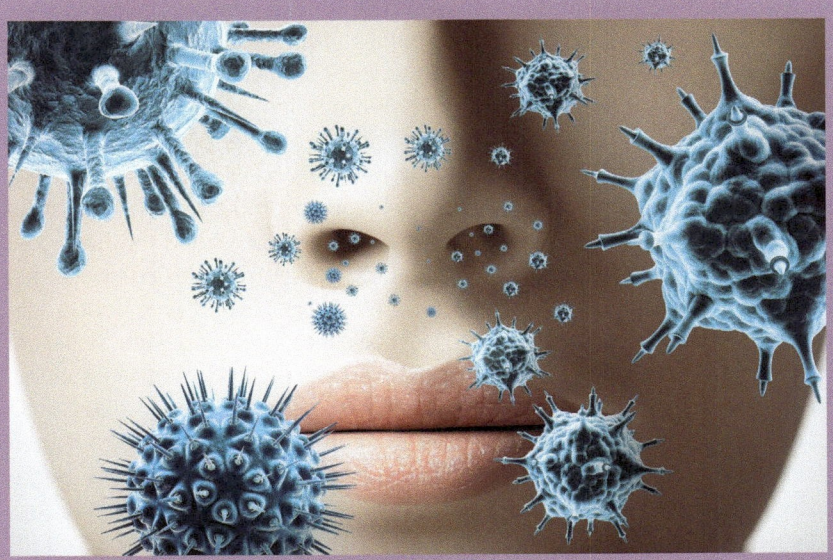

Abbildung 17: Das Immunsystem braucht den ständigen Kontakt zu Bakterien, Viren und anderen Mikroorganismen. Das trainiert es und macht es stark. Alle Körperbereiche, die in Kontakt mit der Außenwelt stehen, sind von einem Mikrobiom besiedelt und werden permanent vom Immunsystem auf pathogene Eindringlinge untersucht. Nicht alle Mikroorganismen sind dabei gleich krankheitserregend. Zuviel Schutz wirkt kontraproduktiv, weil man auch den Kontakt zu den nützlichen Mikroorganismen unterbindet.

151 Yeoh, Y. K. et al. Gut microbiota composition reflects disease severity and dysfunctional immune responses in patients with COVID-19. DOI: 10.1136/gutjnl-2020-323020

152 Zuo, T. et al. Alterations in Gut Microbiota of Patients With COVID-19 During Time of Hospitalization. Gastroenterology (2020), 159(3) :944-955. doi: 10.1053/j.gastro.2020.05.048.

Eine Analyse der Blutproben der untersuchten Patienten zeigte, dass es einen Zusammenhang zwischen einer Störung des Darmmikrobioms und erhöhten Konzentrationen an entzündungsfördernden Zytokinen und Markern für Gewebeschäden gab. Das Mikrobiom könnte somit die Immunantwort auf die Coronavirus-Infektion mitbestimmen und die Gefährlichkeit der Krankheit beeinflussen. Die Hinweise dazu verdichten sich und es scheint durchaus plausibel, denn der Darm beherbergt den größten Teil des menschlichen Immunsystems, Entstehung und Entwicklung von Covid-19 werden stark durch eine überschießende Immunantwort bestimmt. Dysbiotische Mikrobiome und in der Folge eine erhöhte Darmdurchlässigkeit resultieren in einer erhöhten Darmdurchlässigkeit. Um den Körper vor Bakterien zu schützen wird das Immunsystem eingeschaltet. Bestimmte Rezeptoren erkennen die Bakterien und lösen eine entzündliche Immunantwort aus, bei der die Botenstoffe Zytokine das Ausmaß der Immunantwort bestimmen. Kommt eine Coronainfektion hinzu, werden zu viele Zytokine auf einmal produziert und es kann zu einer unkontrollierten, überschießenden Entzündungsreaktion kommen, dem sogenannten Zytokin-Sturm, der letztendlich für das multiple Organversagen verantwortlich ist, wie es bei Coronapatienten beobachtet wird. Industrialisierte Länder wie die USA sowie Länder Westeuropas sind nach aktuellem Erkenntnisstand trotz einer guten medizinischen Infrastruktur besonders stark von der Pandemie betroffen. Das könnte darauf hinweisen, dass die in diesen Ländern stark verbreitete, ballaststoffarme Ernährungsweise mit ihren bereits beschriebenen Risiken für Störungen der Darmmikrobiota eine negative Rolle spielen könnte.[153] In klinischen Studien wurde herausgefunden, dass die Beseitigung einer mikrobiellen Dysbiose mittels Mikrobiomtransplantation die Folgen einer Coviderkrankung lindern kann.[154]

153 Kim, H. S. Do an Altered Gut Microbiota and an Associated Leaky Gut Affect COVID-19 Severity? DOI: 10.1128/mBio.03022-20DOI: 10.1128/mBio.03022-20

154 Wu, L. et al. Efficacy and Safety of Washed Microbiota Transplantation to Treat Patients with Mild-to-Severe COVID-19 and Suspected of Having Gut Microbiota Dysbiosis: Study Protocol for a Randomized Controlled Trial. Current Medical Science. DOI https://doi.org/10.1007/s11596-021-2475-2

Verbreitung und Bekämpfung von Covid-19 können von jedem Einzelnen nur bedingt beeinflusst werden. Was aber jeder leisten kann, ist die Stärkung des eigenen Immunsystems. Dazu gehören die ausreichende Versorgung mit Vitamin C, Vitamin D und Zink sowie Spaziergänge und Sport. Der Einfluss von mikrobiomaktivem Naringenin auf eine Immunantwort gegen Covid-19 besteht in der Verbesserung der Darmbarrierefunktion, einem milderen Verlauf von Lungenkrankheiten sowie in einer Entzündungshemmung und Hochregulierung der »guten« Bakterien im Darm.

11

Mikrobiom

und
Leber

Mikrobiom und Leber
Flavanone haben einen positiven Einfluss auf den Cholesterinwert

Die Leber ist das zentrale Organ des Stoffwechsels und liegt zwischen Zwerchfell, Bauchfell und dem Magen beziehungsweise Zwölffingerdarm. Zu ihren wichtigsten Aufgaben gehören neben der Herstellung lebenswichtiger Proteine wie beispielsweise Blutgerinnungsfaktoren auch die Verwertung der zahlreichen Nahrungsbestandteile sowie die Bildung von Gallenflüssigkeit. Sie leistet Entgiftungsfunktionen für körperfremde Stoffe wie Alkohol und Medikamente sowie körpereigene Substanzen wie Ammoniak und übernimmt zudem vielfältige Aufgaben im Eiweiß-, Kohlenhydrat- und Fettstoffwechsel. Eisen und fettlösliche Vitamine werden in der Leber gespeichert.

Sie besteht aus dem größeren rechten und dem kleineren linken Leberlappen. Mit Blut versorgt wird die Leber über Leberarterie (rund 25 Prozent) sowie Pfortader (rund 75 Prozent). Sauerstoffreiches Blut erhält das lebenswichtige Organ von der Leberarterie. Die Pfortader sammelt das venöse Blut der Bauchorgane, das unter anderem die im Dünndarm resorbierten Nährstoffe, Abbauprodukte aus der Milz sowie Hormone der Bauchspeicheldrüse enthält. Auch Stoffe, die teilweise bereits von der Magenschleimhaut aufgenommen wurden wie beispielsweise Alkohol gelangen über die Pfortader in die Leber.

Die Leber ist mit einer Vielfalt an Enzymen ausgestattet, die Abbau und Ausscheidung in die Wege leiten. Gut wasserlösliche Abbauprodukte gelangen von der Leber zu den Nieren, wo sie über den Urin ausgeschieden werden. Wasserunlösliche Stoffe werden durch Gallensäuren emulgiert. Alle Stoffe, die im Magen-Darm-Trakt aufgenommen werden, müssen die Leber passieren. Dies gilt auch für Arzneistoffe oder eben die unlöslichen Flavonoide, die dabei zu einem erheblichen Teil inaktiviert werden. Kommt es hingegen erst im Dickdarm zu ihrer Freisetzung, können die Flavonoide mit dem Mikrobiom in Wechselwirkung treten.

Zu den vielfältigen Aufgaben der Leber gehören auch die Verarbeitung, Speicherung und Verteilung von Nährstoffen. Über das Blut der Pfortader gelangen Nährstoffmoleküle und andere Stoffe wie Vitamine in das Organ. Überschüssige Stoffe wie Zucker und Fett werden gespeichert, Zucker in Form von Glykogen und Fette als Neutralfette, die bei Bedarf wieder ins Blut abgegeben werden können. Ein verstärkter Abbau, etwa im Hungerzustand oder bei Diabetes mellitus, kann lebensbedrohliche Zustände herbeiführen. Proteine wie Globulin und Blutgerinnungsfaktoren werden von der Leber teilweise selbst hergestellt. Bei Leberfunktionsstörungen kann es deshalb zur

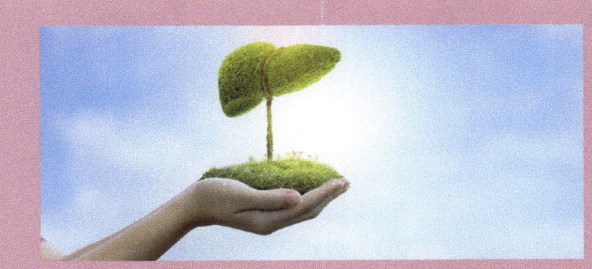

**Abbildung 18:
Die Leber braucht
Pflanzenstoffe.**

Infektanfälligkeit durch Globulinmangel oder zu gefährlichen Blutungen aufgrund geringer Gerinnungsfaktoren kommen. Proteine werden von der Leber permanent um- und abgebaut. Für den Hormonstoffwechsel ist die Leber wichtig, weil sie viele im Übermaß produzierte Hormone wie Insulin, Glukagon, Steroidhormone, Östrogene und Thyroxin inaktiviert.

Auch im Zusammenhang mit der Galle spielt die Leber eine wichtige Rolle: Sie produziert Tag für Tag etwa einen halben Liter Gallenflüssigkeit. Die darin enthaltene Gallensäure hat eine zentrale Funktion bei der Fettverdauung und bei der Aufnahme von Fetten. Für die Bildung der Gallensäure ist Cholesterin unverzichtbar, das zu einem Drittel über die Nahrung aufgenommen wird. Die restlichen zwei Drittel stellt die Leber selbst her. Cholesterin ist ein lebensnotwendiges Fett und als wichtiger Baustein der Zellwand Bestandteil aller Körpergewebe. Der Körper braucht Cholesterin, um bestimmte Hormone und Vitamine zu bilden. Die Proteine LDL und HDL übernehmen dabei wichtige »logistische« Aufgaben. LDL transportiert Cholesterin zu den unterschiedlichen Organen, wo es von den Zellen aufgenommen wird. Hat LDL mehr Cholesterin geladen, als die Zellen benötigen, wird dieser Überschuss ins Blut abgegeben. Allerdings besteht dann das Risiko, dass sich Cholesterin an den Gefäßwänden ablagert. HDL ist der Gegenspieler von LDL und räumt hinter diesem quasi auf: Es sammelt überschüssiges Cholesterin in den Zellen und im Blut ein und transportiert es zurück zur Leber. Dabei ist das Protein sogar in der Lage, an den Gefäßwänden haftendes Cholesterin zu lösen. Durch diese

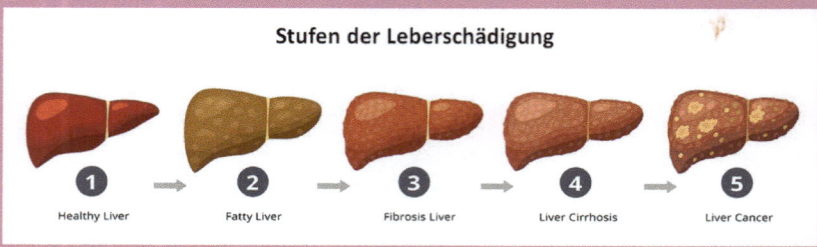

Abbildung 19: Krankheitsverlauf der Fettleber.

Schutzfunktion für die Gefäße hilft das durch Flavonoide stimulierbare HDL[155], der im Volksmund auch Arterienverkalkung genannten Atherosklerose vorzubeugen (siehe Kap. 13).

Gute Cholesterinwerte beziehungsweise ein gut funktionierender Körperfetthaushalt und eine gesunde Leber hängen also eng zusammen. Leberschäden können schwerwiegende Folgen haben. Der Krankheitsverlauf der häufigsten Leberschäden ist in Abbildung 18 dargestellt.

Ausgehend von der gesunden Leber entwickelt sich eine Fettlebererkrankung durch die gesundheitsrelevante Ansammlung von wasserunlöslichen Fetttröpfchen in den Leberzellen. Im anfänglichen Verlauf ist die Fettleber noch heilbar. Eine einfache Fettleber, die lediglich das Befinden beeinträchtigt, führt noch nicht zu einem Leberschaden, kann sich jedoch entzünden. Eine dadurch mögliche Vernarbung des Lebergewebes erhöht allerdings das Risiko, an einer Leberzirrhose zu erkranken. Diese bezeichnet das als irreversibel geltende Endstadium der chronischen Leberkrankheit, das Organ arbeitet nur noch mit 7 bis 10 Prozent seiner Leistungsfähigkeit. Die damit einhergehende mangelnde Entgiftung kann bis zum Leberkoma und in der Folge fast immer zum Tod führen. Im weiteren Verlauf können Zellen zusätzlich mutieren, und es kann sich Leberkrebs entwickeln.

Die Leber leidet still, wenn sie angegriffen oder überlastet ist. Eine Fettleber verläuft – abgesehen von nicht-spezifischen Symptomen wie Müdigkeit, Leistungsminderung und Konzentrationsschwäche – meist

---

155   Millar C. L. et al. Effects of Dietary Flavonoids on Reverse Cholesterol Transport, HDL Metabolism, and HDL Function. Adv Nutr. (2017), 8 (2):226--29.

symptomfrei und wird oft nur zufällig entdeckt. Der Ausspruch »Der Schrei der Leber ist die Müdigkeit« kommt also nicht von ungefähr. Wird der Leber zu viel Alkohol zugeführt, baut sie diesen vorrangig ab und vernachlässigt den Fettstoffwechsel. Das angebotene Fett speichert sie zunächst einmal, bis der Alkohol abgebaut ist. Übermäßiger Alkoholkonsum kann auf diese Weise zu vermehrter Fettablagerung in den Leberzellen, also zur Fettleber, führen. Weitere Ursachen können aber auch ungesunde Ernährungsmuster und Lebensstile, Diabetes mellitus oder Fettstoffwechselstörungen sein.[156] Das wird dann als nicht-alkoholische Fettleber bezeichnet, im Englischen Non Alcoholic Fat Liver Disease, kurz NAFLD. Die Inzidenz dieser meistens durch mehrere Faktoren verursachten Erkrankung nimmt weltweit zu. Herz-Kreislauf-Erkrankungen und Typ-II-Diabetes sind eng mit der NAFLD verbunden.[157] Dadurch bedingtes Leberversagen ist die zweithäufigste Ursache für Lebertransplantationen in westlichen Ländern geworden.[158] Bei der Behandlung stehen Veränderungen im Lebensstil, also eine Ernährungsumstellung sowie mehr Bewegung, im Mittelpunkt. Der Bedarf an der Entwicklung entsprechender Ernährungsgewohnheiten und Nahrungsergänzungsmitteln zur Verhinderung einer NAFLD ist verständlicherweise groß.[159] **Mikrobiomaktive Flavanone** als Alternative bieten dabei neue Chancen, da sie die Leber gleich über mehrere Wirkungspfade entlasten.

Darmbakterien beeinflussen den Fettstoffwechsel und den Lipidspiegel in Blut und Gewebe – bei Mäusen ebenso wie beim Menschen.[160],[161] Stuhltransplantation von Mäusen, die mit hohen Fettgehalten gefüttert wurden, führten bei keimfreien Empfängermäusen zu einer Gewichtszunahme und dem sogenannten metabolischen Syndrom, einer Kombination gleich mehrerer

156 Aron-Wisnewsky J. et al. Gut microbiota and human NAFLD: disentangling microbial signatures from metabolic disorders. Nat Rev Gastroenterol Hepatol. 2020 May; 17(5):279-297.

157 Petta S. et al. Epicardial fat, cardiac geometry and cardiac function in patients with non-alcoholic fatty liver disease: association with the severity of liver disease. J Hepatol. 2015 Apr; 62(4):928-33.

158 Glass O. et al. tandardisation of diet and exercise in clinical trials of NAFLD-NASH: Recommendations from the Liver Forum. J Hepatol. 2020 Sep; 73(3):680-693.

159 Zhang H.J. ffects of Moderate and Vigorous Exercise on Nonalcoholic Fatty Liver Disease: A Randomized Clinical Trial. JAMA Intern Med. 2016 Aug 1; 176(8):1074-82.

160 Yin J. et al. Melatonin reprogramming of gut microbiota improves lipid dysmetabolism in high-fat diet-fed mice. J Pineal Res. (2018), 65(4):e12524.

161 Schoeler M. and Caesar R. Dietary lipids, gut microbiota and lipid metabolism. Rev Endocr Metab Disord. 2019 Dec; 20(4):461-472.

Krankheitsbilder.[162] Interessanterweise sind keimfreie Mäuse ohne Darmbakterien resistent gegen ernährungsbedingte Fettleibigkeit, Fettlebererkrankungen und Insulinresistenz.[163] Über Darmbakterien ergeben sich neue therapeutische Möglichkeiten im Zusammenhang mit NAFLD.[164] 2020 wurde erstmals veröffentlicht, dass Naringin über das Mikrobiom seine Wirkung gegen die Fettleber entfaltet.[165] Wissenschaftler halten die Substanz für ähnlich effektiv wie Medikamente, die den Fett- beziehungsweise Zuckerstoffwechsel regulieren. Die Rolle der präbiotisch veränderten Mikrobiota durch Naringin bei der Vermeidung von Atherosklerose wurde auch in weiteren wissenschaftlichen Untersuchungen gezeigt. Naringin half signifikant gegen Atherosklerose und verbesserte die Cholesterinwerte um 28 Prozent. Der Pflanzenstoff erhöhte die Produktion von Gallensäure und neutralen Sterolen um das bis zu 4,3-Fache. Die Untersuchungen zeigten zudem, dass Naringin hauptsächlich über die Mikrobiom-Leber-Achse und damit zusammenhängend über Cholesterin Wirkung erzielt.[166] Einen cholesterinsenkenden Effekt des Grapefruitinhaltsstoffs und dessen positive Wirkung auf Diabetessymptome hatten bereits frühere Studien nahegelegt. Das Zitrus-Flavonoid aktiviere in seiner verstoffwechselten Form zwei Proteine und blockiere ein drittes im Leberstoffwechsel. Das führe zu einem verstärkten Abbau von Fettsäuren und senke letztlich den Anteil des »schlechten« LDL-Cholesterins. Flavanone regen in der Leber einen Stoffwechselprozess an, der mit einer Fastenkur vergleichbar ist. Normalerweise bereitet die Leber Fettsäuren für die langfristige Lagerung auf. Durch mikrobiomaktive Flavanone aber baut sie diese wie während einer strengen Diät ab,[167],[168] was dem Flavonoid großes therapeutisches Potenzial bei der Behandlung von NAFLD eröffnet. Da Darmbakterien eine zentrale Rolle in der Entwicklung von

162 Turnbaugh P.J. et al. Diet-induced obesity is linked to marked but reversible alterations in the mouse distal gut microbiome. Cell Host Microbe. 2008 Apr 17; 3(4):213-23.

163 Le Roy T. et al. Intestinal microbiota determines development of non-alcoholic fatty liver disease in mice. Gut. 2013 Dec; 62(12):1787-94.

164 Boursier J. et al. The severity of nonalcoholic fatty liver disease is associated with gut dysbiosis and shift in the metabolic function of the gut microbiota. Hepatology. 2016 Mar; 63(3):764-75.

165 Mu, H. et al. Naringin Attenuates High Fat Diet Induced Non alcoholic Fatty Liver Disease and Gut Bacterial Dysbiosis in Mice. Front Microbiol. 2020; 11: 585066.

166 Wang, F. et al. Naringin Alleviates Atherosclerosis in ApoE -ice by Regulating Cholesterol Metabolism Involved in Gut Microbiota Remodeling. Food Funct. (2020), 11(2):1599-1610. doi: 10.1039/c9fo02623a.

167 Raffoul-Orozco A. K. et al. Combination effect naringin and pravastatin in lipid profile and glucose in obese rats. Life Sci. 2018 Jan 15; 193():87-92.

168 Zhou C. et al. Naringin attenuates alcoholic liver injury by reducing lipid accumulation and oxidative stress. Life Sci. 2019 Jan 1; 216():305-312.

NAFLD spielen, wirken sich die Flavanone zusätzlich durch die Veränderungen in der Zusammensetzung der Darmbakterien positiv auf die Leberwerte aus. Flavanone reduzieren sowohl die Gewichtszunahme als auch die Fettansammlung in der Leber und verbessern die Blutwerte. Die Veränderungen in der bakteriellen Gemeinschaft sind durch das Wachstum nutzbringender Arten und gleichzeitiger Reduktion weniger krankheitserregender Spezies gekennzeichnet. Es wurden sogar einzelne Arten identifiziert, die negativ mit hohen Blutfettwerten korrelieren, sowie solche mit einer positiven Auswirkung auf die Blutfettwerte.[169] Die Leber ist die Zentrale für den Fett- und Zuckerstoffwechsel. Mikrobiomaktive Flavanone beeinflussen den Fettstoffwechsel der Leber über die sogenannten **PPAR-Rezeptoren** (Peroxisom-Proliferator-aktivierte Rezeptoren).[170] Diese Proteine werden über ein körpereigenes oder pharmakologisches Molekül aktiviert und vermitteln dann eine bestimmte Zellantwort auf den Reiz, indem sie die Zelle dazu veranlassen, nur Proteine zu produzieren, die adäquat auf den Reiz reagieren. Im menschlichen Organismus konnten bisher drei PPAR-Subtypen identifiziert werden. PPARα, PPARβ und PPARγ unterscheiden sich nicht nur in ihrer lokalen Verortung, sondern vor allem auch in der Art und Weise, wie sich ihre jeweiligen genetischen Informationen mitteilen, sowie in der biologischen Funktion der durch sie beeinflussten Gene.[171] PPARα sind in hohem Maße in Leber, Niere, Darm und Herz lokalisiert. Deren Aktivierung hat in erster Linie Effekte auf die Blutfettwerte: Sie bewirken unter anderem eine Reduktion der zirkulierenden Neutralfette, eine Steigerung der Aufnahme freier Fettsäuren, eine Erhöhung der Fettsäureoxidation und eine Erhöhung der HDL-Proteine bei gleichzeitiger Reduktion der LDL-Konzentration. Darüber hinaus bewirkt die Aktivierung von PPARα antientzündliche Effekte. PPARβ sind in fast allen Geweben des menschlichen Organismus nachweisbar. Der β-Rezeptor reguliert in erster Linie die Bildung von Genprodukten mit Wirkung auf den Fettstoffwechsel. In Versuchen an adipösen Tieren führte die Aktivierung von PPARβ zu einer Verbesserung unterschiedlicher Kenngrößen beim Stoffwechsel sowie zu einer Reduktion des Körpergewichts.[172] Der

169 Mu, H. et al. Naringin Attenuates High Fat Diet Induced Non-alcoholic Fatty Liver Disease and Gut Bacterial Dysbiosis in Mice. Front Microbiol. 2020; 11: 55066.

170 Ding S. et al. Activation of 20-HETE/PPARs involved in reno-therapeutic effect of naringenin on diabetic nephropathy. Chem Biol Interact. 2019 Jul 1;307:116-124. doi: 10.1016/j.cbi.2019.05.004.

171 Berger J, Moller DE: The mechanisms of action of PPARs. In: Annu Rev Med. 53, 2002, S. 409–35. doi:10.1146/annurev.med.53.082901.104018.

172 Staels B, Fruchart JC: Therapeutic roles of peroxisome proliferator-activated receptor agonists. In: Diabetes. 54, Nr. 8, August 2005, S. 2460–70. doi:10.2337/diabetes.54.8.2460.

PPARγ-Rezeptor schließlich ist in allen Geweben vorhanden. Hier bewirkt die Aktivierung insbesondere eine Verbesserung des Glukosestoffwechsels sowie der sogenannten Insulinsensitivität. Weiterhin steigert sie die Aufnahme freier Fettsäuren und nimmt Einfluss auf die Unterscheidungsfähigkeit zwischen fettspeichernden Zellen und Fresszellen. Mikrobiomaktive Flavanone aktivieren alle diese PPAR-Subtypen und führen zu Verbesserungen bei Diabetes und diabetischen Herzmuskelerkrankungen.[173]

Eng mit den PPAR-Rezeptoren verwandt ist der LXR-Rezeptor (Leber-X-Rezeptor), der ebenfalls durch mikrobiomaktive Flavanone beeinflusst werden kann. Er ist am Cholesterinstoffwechsel, bei Entzündungsmechanismen und an Prozessen zur Speicherung ungenutzter Nahrungsenergie beteiligt. Das Protein ist zum Großteil in Leber, Niere und im Fettgewebe zu finden. Wird LXRα in der Leber aktiviert, erhöht sich die Produktion des Neutralfetts Triglycerid. Flavanone – der einzige Hemmstoff des Rezeptors natürlichen Ursprungs – können diese Produktion unterdrücken und haben so einen senkenden Effekt auf die Blutfettwerte.[174] Zusätzlich vermindern sie begleitende Entzündungsreaktionen in diversen Geweben einschließlich Leber, Fettgewebe, Nieren und Aorta. Durch eine direkte Wirkung auf die Blutgefäße wirken sie zudem einer Atherosklerose entgegen.[175] Leberbeeinträchtigungen können sich über diese Arterienverkalkung auch auf das Herz auswirken.[176] Eine der gesundheitlich äußerst weitreichenden Funktionen der mikrobiomaktiven Flavanone ist es, für die Entlastung und den Schutz der Leber zu sorgen. Aufgrund fehlender Medikamente zu ihrem Schutz stellen diese Pflanzenstoffe eine erwähnenswerte Alternative dar. In der traditionellen chinesischen Medizin (TCM) werden Aurantii Fructus Immaturus und Aurantii Fructus häufig gegen Lebererkrankungen eingesetzt. 2020 haben Wissenschaftler herausgefunden, dass die Flavanone in der Pflanze durch gleich mehrere Mechanismen in der Leber wirken und zu

173   Zhang, J. et al. aringenin exhibits the protective effect on cardiac hypertrophy via EETs-PPARs activation in streptozocin-induced diabetic mice. Biochem. Biophys. Res. Commun. (2018), 502: 5–61.

174   Goldwasser J. et al. Transcriptional Regulation of Human and Rat Hepatic Lipid Metabolism by the Grapefruit Flavonoid Naringenin: Role of PPARa, PPARc and LXRa. PLoS ONE (2010) 5(8): e12399. doi:10.1371/journal.pone.0012399.

175   Assini, J. M. et al. Citrus flavonoids and lipid metabolism Curr Opin Lipidol. (2013), 24(1):34-40. doi: 10.1097/MOL.0b013e32835c07fd.

176   Gastaldelli A., et al. (2009) Fatty liver is associated with insulin resistance, risk of coronary heart disease, and early atherosclerosis in a large European population. Hepatology 49: 1537–1544.

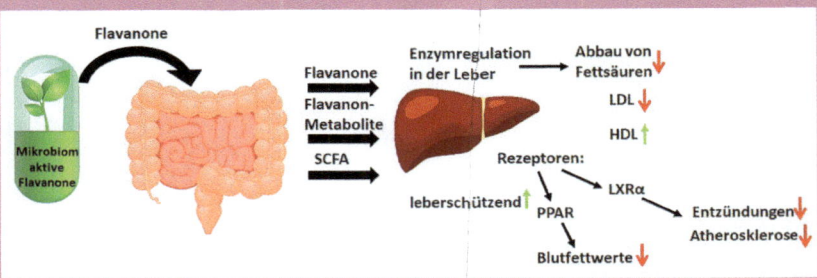

Abbildung 20: Schematische Darstellung der Mikrobiom-Leber-Achse. Durch den Dreifacheffekt der mikrobiomaktiven Flavanone gelangen diverse Verbindungen mit schützenden Eigenschaften zur Leber, die auch den Stoffwechsel positiv beeinflussen.

deren Schutz eingesetzt werden können.[177,178] Zu den Wirkungsmechanismen gehören antioxidative Eigenschaften sowie entzündungs- und krebshemmende Effekte. Auch beim Zellschutz und bei krankhafter Vermehrung des Bindegewebes haben Flavanone positiven Einfluss.

Bei der Senkung der Blutfettwerte spielt die Ernährung eine große Rolle. Das bedeutet nicht, dass auf cholesterinhaltige Nahrungsmittel verzichtet werden muss. Wird weniger Cholesterin mit der Nahrung aufgenommen, produziert die Leber einfach mehr. Was sich allgemein als hilfreich herausgestellt hat, ist das Weglassen von gesättigten Fetten, die durch ungesättigte Nahrungsfette ersetzt werden sollten. Auch die Vermeidung von Industriezucker ist äußerst wirkungsvoll, denn aus den Kohlenhydraten baut die Leber Palmitin-Fettsäure, die den Cholesterinspiegel viel stärker ansteigen lässt als das Fett im Essen. Eine zusätzliche und vielversprechendere Möglichkeit, die Blutfettwerte zu senken, liegt in der Zufuhr mikrobiomaktiver Nahrungsergänzungsmittel.[179]

177 Wu, J. et al. Flavonoids from Aurantii Fructus Immaturus and Aurantii Fructus: promising phytomedicines for the treatment of liver diseases. Chin Med. 2020 Aug 26;15:89.

178 Shirani, B. K. et al. Protective effects of naringin against drugs and chemical toxins induced hepatotoxicity: A review. Phytotherapy Research (I 4.087) DOI: 10.1002/ptr.6641.

179 Xu, X., et al.. Enhanced cellular cholesterol effux by naringenin is mediated through inhibiting endoplasmic reticulum stress -- TF6 activity in macrophages. Biochim. Biophys. Acta Mol. Cell Biol. Lipids (2019),1864 (10): 1472–1482

12

Mikrobiom

und
Lunge

Mikrobiom und Lunge

Hunderte Millionen Menschen leiden weltweit jedes Jahr an Lungenerkrankungen, darunter Asthma, akute Atemwegsinfektionen, Tuberkulose und Lungenkrebs. Auch die chronisch obstruktive Lungenerkrankung COPD gehört dazu. Mittlerweile haben all diese Erkrankungen einen großen Anteil an den häufigsten Todesursachen, weil die globale Belastung der Atemwege hoch ist.[180] Zigarettenrauch, Luftverschmutzung und beruflich bedingter Kontakt mit Lungengiften sind Hauptursachen für die Entwicklung von Lungenerkrankungen.[181] Mehr als jedes andere Gewebe ist dieses Organ anfällig für durch oxidativen Stress verursachte Veränderungen seiner funktionellen Proteine. Das beinhaltet sowohl deren Struktur als auch die Häufigkeit der Produktion, um das entsprechende Gewebe funktionstüchtig zu halten. Die meisten schweren Atemwegserkrankungen wären vermeidbar, ausreichend wirksame Therapien stehen bislang nicht zur Verfügung. COPD ist die dritthäufigste Todesursache weltweit, und ihre globale Belastung wächst weiter.[182] Zigarettenrauch, auch bedingt durch Passivrauchen, ist zusammen mit der Luftverschmutzung eine der Hauptursachen für diese schwere Krankheit,[183] die zumeist mit einer zunehmenden Verengung der Atemwege einhergeht. Wer also in Ballungszentren oder direkt an viel befahrenen Straßen wohnt, Raucher ist beziehungsweise beide Voraussetzungen erfüllt und sie nicht ändern kann oder möchte, kann seiner Lunge durch die mikrobiomaktiven Flavanone viel Gutes tun. Die antioxidativen und antientzündlichen Eigenschaften kommen der Lunge durch biochemische Regulierungsmechanismen auf gleich mehreren Wirkungspfaden zugute. Der Nrf2-Mechanismus ist dabei der wirkungsvollste Signalpfad, um zigarettenverursachte Lungenschäden zu reparieren.[184] Wissenschaftler fanden heraus, dass dessen hohe antioxidativen Eigenschaften eine zellschützende Wirkung aufbauen

180   Ferkol T. and Schraufnagel D. The global burden of respiratory disease. Ann Am Thorac Soc. (2014), 11(3):404-6.

181   Schluger NW and Koppaka R. Lung disease in a global context. A call for public health action. Ann Am Thorac Soc. (2014), 11(3):407-16.

182   López-Campos, J.L. et al. Global burden of COPD. Respirology. (2016), 21(1):14-23.

183   Strzelak A. et al. Tobacco Smoke Induces and Alters Immune Responses in the Lung Triggering Inflammation, Allergy, Asthma and Other Lung Diseases: A Mechanistic Review. Int J Environ Res Public Health. (2018), 2: 15(5).

184   Chen, P. et al. Beneficial Effects of Naringenin in Cigarette Smoke-Induced Damage to the Lung Based on Bioinformatic Prediction and In Vitro Analysis. Molecules. 2020 Oct 14;25(20):4704.

und sogar gegen Lungenschäden helfen, die in Tierversuchen extra durch das Herbizid Paraquat hervorgerufen wurden. Die Schutzwirkung erfolgt dabei eben durch Aktivierung des Nrf2-Signalpfads.[185],[186] Paraquat ist wegen seines hohen Giftwirkungsgrads beim Menschen in vielen Ländern verboten, weil sich die Chemikalie vorwiegend im Lungengewebe anreichert. Die Oxidation mit Luftsauerstoff führt zur Bildung von Wasserstoffperoxid-Radikalen, die vor allem die Lunge, aber auch Leber und Niere schädigen. Mikrobiomaktive Flavanone hemmen überdies zentrale Entzündungsmarker wie TNF-α und TGF-β1, sie verhindern ein vermehrtes Eindringen weißer Blutkörperchen in das Gewebe und verstärken zahlreiche körpereigene antioxidative Mechanismen.[187] Die Flavanone zeigen weiterhin ihre schützenden Wirkungen auf die Lunge, indem sie eine abnormale Absonderung des Lungengewebes regulieren.[188] [189]

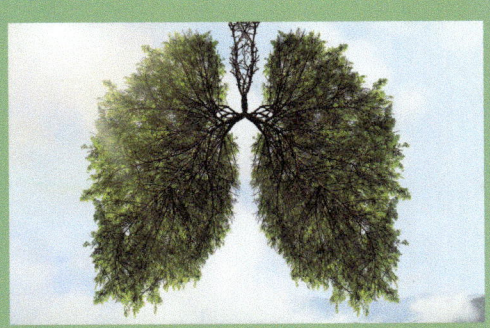

Abbildung 21:
Die Lunge benötigt viele antioxidative Substanzen.

185   Podder B., et al. aringenin exerts cytoprotective effect against paraquat-induced toxicity in human bronchial epithelial BEAS-2B cells through NRF2 activation. J Microbiol Biotechnol. (2014), 24(5):605-13.

186   Chen Y. et al. Protective effects of naringin against paraquat-induced acute lung injury and pulmonary fibrosis in mice. Food Chem Toxicol. (2013), 58:133-40.

187   Fan R. et al. Anti-inflammatory and anti-arthritic properties of naringenin via attenuation of NF-κB and activation of the heme oxygenase (HO)-1/related factor 2 pathway. Pharmacol Rep. (2017), 69(5):1021-1029.

188   Shi, R. et al. Regulation effects of naringin on diesel particulate matter-induced abnormal airway surface liquid secretion. Phytomedicine (2019), DOI: 10.1016/j. phymed.2019.153004.

189   Zeng, X. et al. A Review on the Pharmacokinetic Properties of Naringin and Its Therapeutic Efficacies in Respiratory Diseases. Mini-Reviews in Medicinal Chemistry (2020), 20 (4): 286 –23.

13

Mikrobiom

und
Herz

Mikrobiom und Herz

Kardiovaskuläre Krankheiten sind Erkrankungen des Herz- und Gefäßsystems. Im Englischen werden sie als CVD (Cardio Vascular Disease) bezeichnet. Sie resultieren aus abweichenden Regulations- und Kompensationsmechanismen im gesamten Organismus, die in Gang gesetzt werden, weil das Herz nicht mehr in der Lage ist, ausreichend Blut zu den Organen im Körper zu pumpen. Ein Drittel bis die Hälfte aller CVD-Fälle resultiert aus einem zu hohen Cholesterinspiegel im Blut, auch Hypercholesterinämie genannt. Tabakrauchen, Bluthochdruck, Fettleibigkeit, Ernährung, starker Alkoholkonsum sowie körperliche Inaktivität zählen zu den wichtigsten Risikofaktoren für CVD.[190]

Der häufigste Grund für Herzversagen ist Atherosklerose. Bei diesem chronisch-entzündlichen Prozess, auch als Arterienverkalkung bezeichnet, lagern sich Blutfette, Blutgerinnsel, Bindegewebe und Kalk an den Gefäßwänden ein beziehungsweise ab. Diese Ablagerungen werden als Plaques bezeichnet. Bei einer Atherosklerose werden die Blutgefäße enger und verlieren ihre Elastizität. Dadurch kann das Blut nicht mehr ungehindert fließen. Die Folge können eine eingeschränkte Sauerstoffversorgung einzelner Organe, Blutgerinnsel mit anschließendem Herzinfarkt und Schlaganfall sein. Die Atherosklerose ist heute in den westlichen Industrienationen die häufigste Todesursache.

Die grundsätzlich im Zusammenhang mit kardiovaskulären Krankheiten auftretende mangelnde Durchblutung äußert sich in vier möglichen Krankheitsbildern. Eine Form ist die **koronare Herzkrankheit,** bei der durch vorübergehende Durchblutungsstörungen eine sogenannte Angina Pectoris ausgelöst wird. Betroffene empfinden Schmerzen und das Gefühl von Enge beziehungsweise Beklemmungen im Brustbereich. Herzinfarkt und Herzinsuffizien sind mögliche, mitunter tödliche Folgen.

Die **pAVK (periphere arterielle Verschlusskrankheit)** bezeichnet eine Blutarmut in den Gliedmaßen. Die auch als »Schaufensterkrankheit« bezeichnete und in den Waden auftretende Durchblutungsstörung infolge Atherosklerose zwingt Betroffene dazu, häufig nach gewissen Gehstrecken – wie vor

---

190   Stewart, J. et al. Primary prevention of cardiovascular disease: a review of contemporary guidance and literature. JRSM Cardiovasc Dis (2017),6, 2048004016687211

Schaufenstern – zu pausieren. Schreitet die Verkalkung voran, drohen Herzrhythmusstörungen, Herzschwäche oder Herzinfarkt. 75 Prozent der Betroffenen mit einer ausgeprägten arteriellen Verschlusskrankheit in den Beinen erleiden früher oder später einen lebensbedrohenden Herzinfarkt.

Schlaganfälle werden durch eine Störung in der Blutversorgung des Gehirns ausgelöst. Es gibt weniger bedrohliche, aber immer wieder auch tödliche Verläufe.

Ein **Aneurysma** ist eine ballonartige Aussackung der Wand von Blutgefäßen. Fast immer sind Arterien betroffen, die Bezeichnung ist dann Aortenaneurysma. Aneurysmen entstehen meistens infolge von Atherosklerose an Schwachstellen in der Gefäßwand und sind häufig nicht spürbar. Wenn ein Aneurysma reißt, können lebensbedrohliche Blutungen die Folge sein. Aneurysmen der Aorta können im Bereich des Brustkorbs sowie des Bauchs auftreten. Venenaneurysmen sind eher selten.

Studien haben unterschiedliche positive Effekte von Naringenin auf den Atheroskleroseverlauf demonstriert. Ablagerungen an der Aorta konnten vermieden werden.[191] Wie schon im Zusammenhang mit der Leber (siehe Kapitel 11) beschrieben, reguliert dieser Pflanzenstoff das LDL- und HDL-Profil im Blut und verbessert dadurch die Funktion der Gefäße.[192] Eine auch durch das Bioflavonoid begünstigte Normalisierung des gesamten Fettstoffwechsels ist gut für das Herz, weil es vor Ansammlungen von Lipiden, überwiegend wasserunlöslichen Naturstoffen, im Herzmuskel schützt.[193]

Naringenin hat darüber hinaus spezielle Schutzwirkungen auf die Endothelzellen – das sind wichtige Zellen in der Wand von Blutgefäßen[194] –, sodass

191   Lee, C. H. et al. Anti-atherogenic effect of citrus favonoids, naringin and naringenin, associated with hepatic ACAT and aortic VCAM-1 and MCP-1 in high cholesterol-fed rabbits. Biochem. Biophys. Res. Commun. (2001), 284: 681–688.

192   Chanet, A. et al. Naringin, the major grapefruit favonoid, specifcally affects atherosclerosis development in diet-induced hypercholesterolemia in mice. J. Nutr. Biochem. (2012), 23, 469–477.

193   Rajadurai, M. et al. Preventive effect of naringin on lipids, lipoproteins and lipid metabolic enzymes in isoproterenol-induced myocardial infarction in Wistar rats. J. Biochem. Mol. Toxicol. (2006), 20: 191–197.

194   Fallahi F., Roghani M., Moghadami S. Citrus flavonoid naringenin improves aortic reactivity in streptozotocin-diabetic rats. Indian J. Pharmacol. (2012) 44:382–386. doi: 10.4103/0253-7613.96350.

Atherosklerose und in der Folge kardiovaskulären Beeinträchtigungen effektiv vorgebeugt werden kann beziehungsweise diese gelindert werden können[195]. Auf das Herz-Kreislauf-System entfaltet Naringenin seine positiven Effekte auch über den Stickstoffmonoxid-(NO)-Signalpfad, indem es das NO-Level erhöht. Studien belegen gefäßschützende Wirkungen – unter anderem eine Erweiterung der Blutgefäße – von Stickstoffmonoxid und seiner Vorstufe L-Arginin bei Gesunden ebenso wie bei Patienten mit kardiovaskulären Erkrankungen. Eine verminderte Anheftung von weißen Blutkörperchen an der äußersten Schicht der Zellwand – eine der wichtigsten physiologischen Wirkungen von Stickstoffmonoxid – kann Atherosklerose vorbeugen und auch verhindern. Zudem hemmt Stickstoffmonoxid die Oxidation des Proteins LDL, was ebenfalls einer Entwicklung von Atherosklerose entgegenwirken kann. NO erschwert die Zusammenlagerung von Blutplättchen und damit die Bildung von Blutgerinnseln. Diese unterschiedlichen gefäßschützenden Eigenschaften machen deutlich, dass eine zu geringe Produktion von Stickstoffmonoxid die Entstehung von Gefäßerkrankungen begünstigen kann.[196] Entsprechend positive Effekte sind demzufolge durch deren Erhöhung möglich.

Naringenin reduziert auch oxidativen Stress, der eine entscheidende Rolle bei der Schädigung von Herzmuskelgewebe spielt und zum Absterben von Herzmuskelzellen führen kann.[197] Es wirkt über den Nrf2-Signalpfad und erhöht die antioxidativen Enzyme wie Katalase, Superoxid Dismutase und Glutathione Peroxidase.[198] Ganze Forschungsarbeiten behandeln die diversen Effekten der Biomoleküle auf das Herz und kommen zu dem Schluss, dass Naringin und Naringenin als potenziell therapeutische Mittel zur Behandlung von kardiovaskulären Erkrankungen herangezogen werden können.[199] Doch trotz zahlreicher positiver Untersuchungen und Tests – bisher hauptsächlich

195   Fallahi F. et al. Citrus flavonoid naringenin improves aortic reactivity in streptozotocin-diabetic rats. Indian J. Pharmacol. (2012), ;44:382–386. doi: 10.4103/0253-7613.96350.

196   Dinh, Q. N. et al. Advanced atherosclerosis is associated with infammation, vascular dysfunction and oxidative stress, but not hypertension. Pharmacol. Res. (2017), 116: 70–76.

197   Choy, K.W. et al. Natural products targeting ER stress pathway for the treatment of cardiovascular diseases. Pharmacol. Res. (2018), 132: 119–129.

198   Chen, R. C. et al. Naringin protects against anoxia/reoxygenation-induced apoptosis in H9c2 cells via the Nrf2 signaling pathway. Food Funct (2015), 6:1331–1344.

199   Moghaddam, R. H. et al. Naringenin and naringin in cardiovascular disease prevention: A preclinical review. Eur J Pharmacol. (2020) Nov 15;887:173535. doi: 10.1016/j.ejphar.2020.173535.

Tierversuche an Ratten – gibt es bisher keine Medikamente auf Basis der Flavanone. Das liegt an der mangelnden Bioverfügbarkeit: Sie kommen nicht dort an, wo sie wirken sollen. Um die zahlreichen beschriebenen Effekte nutzen zu können, müssen die Pflanzenstoffe zunächst über das Mikrobiom bioaktiviert werden. Mit JO²-Phyto ist es erstmals gelungen, die Bioverfügbarkeit der Flavanone durch den Dreifacheffekt drastisch zu erhöhen und ihre Wirkung problemlos im Rahmen der täglichen Ernährung nutzen zu können.

14

Mikrobiom

und
Gehirn

Mikrobiom und Gehirn

Kopf und Darm stehen in regem Austausch. Wie das vom Oberstübchen ins Untergeschoss funktioniert, kann jeder nachvollziehen, der schon mal »Schmetterlinge im Bauch« hatte oder eine Entscheidung »aus dem Bauch heraus« getroffen hat, dem eine Sache »schwer im Magen lag« oder der einfach nur Ärger »heruntergeschluckt« hat. Aber auch umgekehrt ist Austausch möglich: Das Verdauungsorgan kann durchaus Gehirn und Psyche beeinflussen, zum Beispiel, wenn bestimmte Essensgerichte Erinnerungen aus früheren Zeiten wecken oder wenn Heißhunger schlechte Laune bereitet. Doch wie funktioniert dieser Signalaustausch? Eine zentrale Rolle spielt der Vagusnerv, sozusagen der direkte Draht zwischen Hirn und Darm. Der Vagusnerv tritt in zwei Strängen aus dem Gehirn und erreicht über vielfältige Verästelungen weite Teile des Verdauungstrakts vom Rachen bis zum Dickdarm. 90 Prozent der Signale vom Darm zum Gehirn fließen über diesen Nerv.

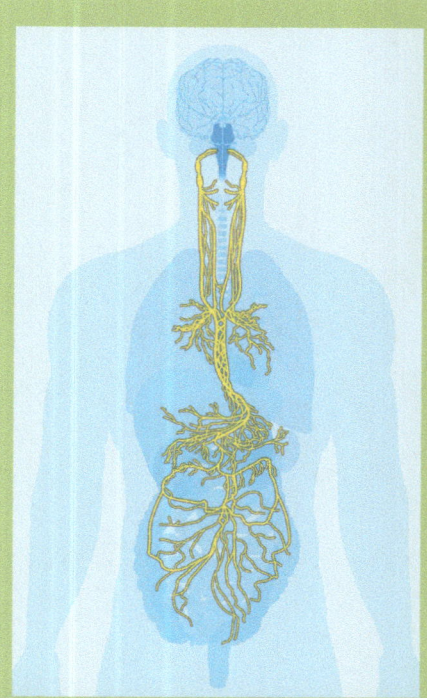

Abbildung 22:
Der Vagusnerv. Der Darm ist mit 100 bis 200 Millionen Nervenzellen ausgestattet und ist gut vernetzt, dass schon von einem »zweiten Gehirn« gesprochen werden kann. Etwa 90 Prozent der Informationen strömen über den Vagusnerv zwischen Bauch und Gehirn. Dort werden sie von jenen Regionen verarbeitet, die Gefühle beeinflussen. Der Darm produziert zudem viele Neurotransmitter, die beispielsweise auch im Gehirn produziert werden und dort für Wohlbefinden sorgen.

So können beispielsweise hoher Stress oder seelische Belastungen das Verdauungsorgan erreichen. Dieses regelt sofort seine Arbeit herunter. Die Folgen sind Appetitlosigkeit und Verstopfung – oder auch das genaue Gegenteil bis hin zu Durchfall. Die eingesparte Energie kann das Gehirn nun zur Stressbewältigung nutzen. Das ist zwar durchaus sinnvoll, allerdings leidet der Darm auch unter zu viel Stress: Die Darmschleimhaut baut sich ab und wird durchlässig für Bakterien.

Die Wechselwirkung von Stress auf der Darm-Hirn-Achse kann durch Experimente mit keimfreien Mäusen verdeutlicht werden. Mäuse ohne Darmflora zeigen neben typischen Fehlfunktionen von Organen einige Verhaltensabweichungen. Mit am auffälligsten ist die übermäßige Stressanfälligkeit der Nager. Sperrt man entsprechende Mäuse eine Stunde lang in ein enges Gefäß, bildet sich die doppelte Menge des Stresshormons Kortikosteron als bei Artgenossen mit normaler Darmbesiedelung. Auch wenn sie hellem Licht aussetzt sind oder einer freien Fläche ohne Versteckmöglichkeiten, zeigen die keimfreien Tiere fast immer ungewöhnliches Verhalten. Es gleicht sich allerdings an, wenn sie probiotische Bakterien erhalten. Eine Darmflora wirkt demnach emotional ausgleichend.

Auch Aggressionen können durch gesunde Darmbakterien gemildert werden. Neueste Studien zeigen, dass die Mikrobiota in der kindlichen Entwicklungsphase über das angelernte, lebenslange Aggressionsverhalten entscheiden können.[200] Bestimmte Darmbakterien jedoch als Heilsbringer zu propagieren wäre zumindest momentan noch zu früh. Was sich jedoch bewährt hat, sind bestimmte **Lactobacillen** gegen übermäßigen Stress.[201] Ängste gehen nach ihrer Einnahme zurück, die Stimmung wird besser und der emotionale Zustand stabilisiert sich.

In einer kontrollierten klinischen Studie wurde gezeigt, dass solche Probiotika, insbesondere Lactobacillen, menschliche Emotionen beeinflussen können. Frauen nahmen dabei einen Monat lang ein Probiotikum ein und zeigten daraufhin eine veränderte neuronale Aktivität in jenen Hirnregionen, die

200   Watanabe, N. et al. Effect of gut microbiota early in life on aggressive behavior in mice. Neurosci Res. (2021), S0168-0102(21)00019-5.

201   Scott, V. L. et al. The brain-gut axis: a target for treating stress-related disorders. Mod Trends Pharmacopsychiatry. (2013), 28:90-9. doi: 10.1159/000343971.

Sinneseindrücke verarbeiten beziehungsweise Emotionen kontrollieren.[202] Probandinnen, die das Probiotikum eingenommen hatten, reagierten ausgeglichener auf unbehagliche beziehungsweise aggressive Reize. Darmbakterien könnten somit an der Entwicklung von bestimmten Charakterzügen eines Menschen mitwirken. Ob er eher abenteuerlustig ist oder stressanfällig beziehungsweise aggressiv reagiert, könnte von den Darmbewohnern mitbestimmt werden. Ein weiteres Indiz dafür ist, dass Menschen, die unter Reizdarm oder chronisch entzündlichen Darmerkrankungen leiden, anfälliger für Stress, Ängste und Depressionen sind.

Aussagekräftige Hinweise auf die Interaktion zwischen Darm und Hirn liefern Experimente mit keimfreien Mäusen. Wird ihnen ein Mikrobiom kranker Menschen eingesetzt, wurden Eigenschaften der Krankheiten – in diesem Fall Parkinson oder Multiple Sklerose – mitübertragen. Das liegt daran, dass das Mikrobiom psychoaktive Substanzen produziert, die im Gehirn wirksam sind. Dabei handelt es sich um zahlreiche Neurotransmitter wie Dopamin, Gamma-Amino-Buttersäure, Noradrenalin, Acetylcholin und Serotonin sowie bestimmte Fettsäuren, die wie Antidepressiva wirken. Die Mikroben stellen diese Substanzen als Abfallprodukte aus dem eigenen Stoffwechsel her. Über die Darmschleimhaut können sie in Blut und in Gehirn gelangen. Eine weitere Möglichkeit ist, dass die Stoffe vom umliegenden Nervengewebe registriert und entsprechende Informationen an das Gehirn weitergeleitet werden.

Darm und Gehirn kommunizieren permanent über Nerven, Hormone, Immunzellen sowie Mikroorganismen im Verdauungstrakt und können so das menschliche Gefühlsleben beeinflussen. Die Darmflora führt dabei allerdings kein Eigenleben: Je artenreicher ein Mikrobiom ist, desto positiver sind die Effekte auf Körper und Geist. Die Ernährung spielt dabei durchaus eine wichtige Rolle. Studien aus Spanien und Australien zeigen einen Zusammenhang zwischen deren Qualität und der mentalen Gesundheit eines Menschen. Minderwertiges, auch als Junkfood bezeichnetes Essen zum Beispiel erhöhte das Risiko für Depressionen. Es ist demnach denkbar, dass dem Mikrobiom eine wichtige Bedeutung als Bindeglied zwischen Ernährung und psychischer Gesundheit zukommt.

---

202 Tillisch, K. et al. Consumption of fermented milk product with probiotic modulates brain activity. Gastroenterolog. (2013),144(7):1394-401.

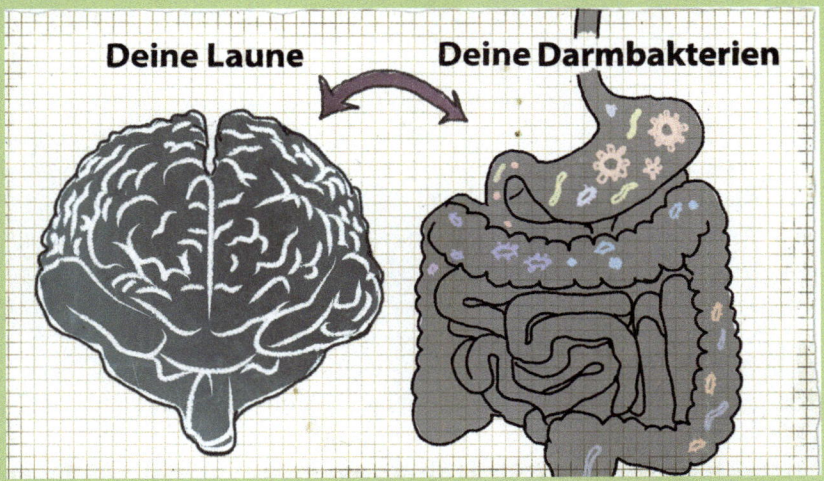

Abbildung 23: Die Kommunikation zwischen Darm und Hirn erfolgt auf direkten und auf indirekten Wegen.

Der Darm bildet nicht nur ein paar Hormone – er ist sogar die größte Hormondrüse des Körpers überhaupt. Die Epithelzellen, die den Verdauungtrakt auskleiden, beheimaten auch sogenannte enteroendokrine Zellen. Sie machen zwar weniger als ein Prozent aller Zellen des menschlichen Darms aus, die die unterschiedlichen Stoffe aus der Nahrung aufnehmen. Auf das Ganze gesehen allerdings und bei der Fülle an Botenstoffen, die die enteroendokrinen Zellen ausschütten, bricht der Darm auch hier alle Rekorde. Ein Beispiel ist das Zusammenspiel der sogenannten G- und L-Zellen. Die G-Zellen in der Magenschleimhaut schütten das Hungerhormon Ghrelin aus, das zur Nahrungsaufnahme motiviert. Nach der Nahrunsgaufnahme sinkt die Ghrelin-Menge in Blutplasma deutlich ab. Die L-Zellen in den letzten Abschnitten von Dünn- und Dickdarm hemmen dagegen über die Ausschüttung zweier Hormone die Nahrungsaufnahme, die Sekretion von Verdauungsenzymen und die Darmbeweglichkeit. Die Hormone stimmen die unterschiedlichen Prozesse entlang des langen Verdauungstraktes präzise aufeinander ab. Einige Hormone zielen dabei nicht nur auf Hunger oder Sättigung ab. Das Hungerhormon Ghrelin etwa beeinflusst darüber hinaus auch das Verhalten deutlich. Es verringert die Ängstlichkeit und kann eine deutlich aggressivere Stimmung erzeugen.

Darm und Gehirn sind also nicht nur über Nervenbahnen, sondern auch über Stoffwechselprozesse miteinander verbunden. Bakterielle Moleküle können beispielsweise Darmepithelzellen passieren und anschließend direkt in tiefer liegende, feine Blutgefäße übergehen. Von dort gelangen die Substanzen mit dem Blut ins Gehirn. Sie können ebenso Ausläufer von sensorischen Neuronen des Darmnervensystems so stimulieren, dass diese vor allem über den Vagusnerv Signale zum Gehirn schicken. Des Weiteren aktivieren Moleküle von Darmbakterien sogenannte endokrine Zellen, die daraufhin Neuropeptide in die Darmschleimhaut ausschütten. Diese können ebenfalls auf den beschriebenen Wegen über Stoffwechsel und Vagusnerv wirken. Auf Moleküle der Darmflora reagieren außerdem Immunzellen in der Darmschleimhaut, die wiederum entzündungsfördernde Zytokine bilden, die im Gehirn weitere Entzündungskaskaden auslösen können. Wird die Darmschleimhaut bei Krankheit oder stressbedingt durchlässig, können bakterielle Substanzen noch einfacher in tiefere Schichten gelangen und so etwa auch das Eindringen giftiger Zersetzungsprodukte in den Körper erleichtern.

Zu guter Letzt

Die neuesten Erkenntnisse aus der Mikrobiomforschung zeigen in beeindruk-
kender Weise, wie umfassend Bakterien mit dem menschlichen Wohlbefinden vernetzt sind. Aufgrund seiner weitreichenden Effekte hat das Mikrobiom
ein sehr hohes Potenzial zur Gesunderhaltung und kann bis ins hohe Alter fit
halten. Grundsätzlich kann jeder den weitreichenden Einfluss des Mikrobioms
für sich nutzen. Eine Voraussetzung aber ist, der durch Industrienahrung her-
vorgerufenen abnehmenden Vielfalt im Mikrobiom aktiv entgegenzusteuern.

Mikrobiomaktive Nahrungsergänzung ist neu und stellt eine vielseitige Möglichkeit dar, aus dem Gleichgewicht geratene Bakteriengemeinschaften zu
regenerieren und die gesundheitsfördernden Bakterien im Darm zu füttern.
Sie zielt auf die kleinen Pflanzenstoffe ab, die nur zu einem sehr geringen
Prozentsatz im Darm ankommen, deren Aktivität aber dringend gebraucht
wird. Aufgrund ihrer schlechten Bioverfügbarkeit können mit der herkömm-
lichen Ernährung nur schwer ausreichende Mengen zur Regeneration eines
Mikrobioms zugeführt werden. Hier ist gezielte Nahrungsergänzung sinnvoll
und notwendig, selbst eine ausgewogene Ernährung kann diese nur ausgesprochen schwer ersetzen.

Impressum

Herausgeber: © PHYTOEFFEKT UG (h.b.)
Ostermoorweg 73 • 25474 Bönningstedt • www.phytoeffekt.com

1. Auflage: Februar 2022

Autor: Dr.-Ing. Henning Rosenfeld
Satz und Layout: ProVista AG
Fotos: Adobe Stock
Herstellung und Verlag: BoD – Books on Demand, Norderstedt

ISBN 978-375576-806-7